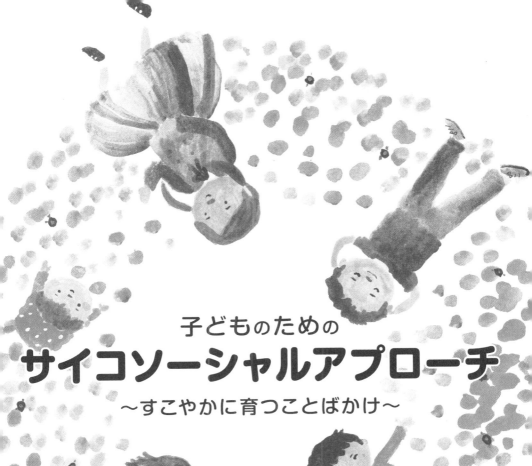

子どものための
サイコソーシャルアプローチ
～すこやかに育つことばかけ～

【監 修】
五十嵐 隆

【著 者】
秋山千枝子　小倉加恵子
阪下和美　田中恭子　山本直美

東京医学社

カバー・扉・本文イラスト
サイトー マリ

序　文

　わが国のこれまでの小児保健・医療の主な課題は時代とともに大きく変わってきました。この数十年間は乳幼児の発育・発達の評価，感染症や気管支喘息などの予防・管理や治療など，身体的課題への対応が主であったといえます。しかしながら，予防接種体制の充実，治療技術の著しい進歩などにより，わが国の子どもの疾病構造は大きく変化しています。一方，社会の大きな変化やスマートフォンに代表される IT 技術の爆発的な普及などにより，子どもを取り巻く社会環境も大きく変化しています。親の離婚，貧困，いじめなど，子どもをめぐる深刻な問題も増えています。このような社会環境の変化は子どもにきわめて大きな影響を及ぼします（social determinants of health）。その結果，子どもの健康を守り増進する観点から，小児科医のこれまでの診療の基本的姿勢であった疾病などの身体的な課題への対応だけでは不十分な事態になっています。

　わが国のこれからの小児科医や小児医療関係者には，子どもの身体的・心理的・社会的（biopsychosocial）な課題に対して総合的に把握し，支援する小児保健・医療体制を構築することが求められています。心理的・社会的な課題は当然のことながら子どもの家庭（養育者），親戚，地域社会，保育所や学校などと深い関係にあります。米国小児科学会（American Academy of Pediatrics）は 1990 年代から子どもと家族を biopsychosocial に捉え，支援することを目指した健診体制 Bright Futures を構築しています。3 歳から 21 歳まで年 1 回，かかりつけ医で 30 分間ほど子どもが受ける健診（Health Supervision）では，身体的な診察や予防接種だけでなく，子どもの社会生活や悩みにまで立ち入り，適切な指導をすることを主眼にしています。米国の小児科医は子どもに寄り添い，いざというときにアドバイスする伴走者の役割も担っています。しかも，健康保険が健診の費用をカバーする仕組みになっています。

　本書には，子どもを psychosocial に捉え・支援するために日常診療の現場で利用でき参考となる情報があふれています。本書の目指す「子どものためのサイコソーシャルアプローチ」はわが国のこれまでの小児医学の教育にはなかった重要な視点であり，今後のわが国の小児保健・医療を大きく変革しうるものです。小児保健・医療の関係者に本書が大いに利用されることを願っています。

2020 年 4 月

国立成育医療研究センター理事長

五十嵐　隆

3

Contents

イントロダクション

それぞれの月齢・年齢への ことばかけ

Contents

アドバンス編 ～もっとくわしく知りたい方へ

監修・著者一覧

監　修

五十嵐　隆（国立成育医療研究センター理事長）

著　者 (五十音順)

秋山千枝子（医療法人社団千実会あきやま子どもクリニック）

小倉加恵子（国立成育医療研究センターこころの診療部児童・思春期メンタルヘルス診療科）

阪下　和美（国立成育医療研究センター総合診療科）

田中　恭子（国立成育医療研究センターこころの診療部児童・思春期リエゾン診療科）

山本　直美（NPO 法人 子育て学協会会長，チャイルド・ファミリーコンサルタント）

イントロダクション

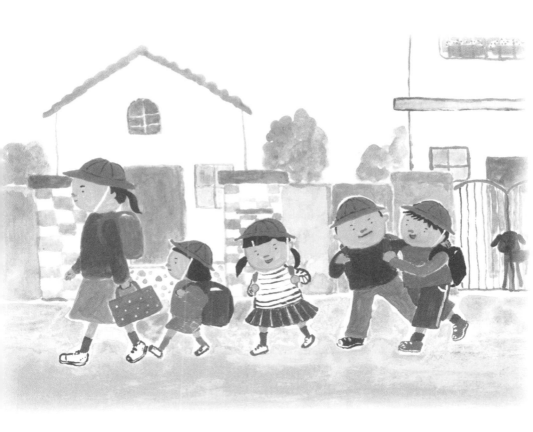

1. なぜ，サイコソーシャルアプローチが必要なのか

社会構造の変化および医学・医療の発展とともに，小児の疾病構造は大きく変化した。過去に多くみられた重症感染症は著しく減少し，かつて不治の病とされた疾患は治癒または寛解が得られるようになった。さらに，新生児・小児集中医療の発展により慢性疾患をもちながらも生存・成長できる子どもが増えた。一方で，発達の問題，行動の問題，心身症や機能性疾患，精神疾患に苦しむ子どもは増えている。そうした子どもの多くは心身の症状が日常生活に支障をきたすようになってから医療機関を受診し，社会的予後にも影響が及ぶことが少なくない。

また，一見「健康」に見えても，誰もが心身の健康を損なうリスクを抱えている。たとえば，不慮の事故や外傷である。成人と異なり，子どもの事故や外傷は周囲が積極的に予防する努力をしないかぎり，そのリスクを減らすことはできない。どんな子どもでも成長するために成人の庇護を要するため，養育者を含むさまざまな環境からの影響を大きく受ける。

わが国の小児医療はこれまで器質的疾患の早期発見・早期介入・早期治療を目的として展開されてきた。これからも，その姿勢が重要であることに変わりはない。しかし，これからは心身の疾病を積極的に予防していくことも小児医療の重要な使命である。心身の健やかな子どもを育むことは，心身の健やかな成人を増やし，次の世代の健康を守ることにつながる。世界保健機関（WHO）がプレコンセプションケアの重要性をよびかけているように，健康というものは次世代へつながっていくものである（図1）。だからこそ小児医療従事者は，子ども，その養育者，地域社会に積極的に働きかけてほしい。小児医療従事者には，それぞれの子どもの健康が最大限となるよう支援する力があるからである。

心身の疾病を積極的に予防するために知っていただきたいのが「健康の社会的決定因子（social determinants of health）」という概念である。健康の社会的決定因子とは，子どもを取り巻くすべての環境に存在する，健康に影響を与えうる因子である（図2）。WHOは健康の社会的決定因子を「人が生まれ，育ち，生き，働き，年を重ねる状況」と定義し，世界・国・地域のレベルで金銭・権力・資源の分布によって形成され健康格差に影響するものとしている。一人の子どもを取り巻く環境として，子ども，養育者・家庭，コミュニティ（地域），政策がある（図2）。健康にポジティブに作用するものは保護因子，ネガティブに作用するものはリスク因子である。

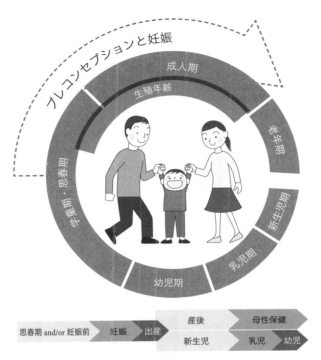

図1　プレコンセプションケア

〔WHO：Preconception care: Maximizing the gains for maternal and child health　https://www.who.int/maternal_child_adolescent/documents/preconception_care_policy_brief.pdf?ua=1（2020年1月27日アクセス）より一部改変〕

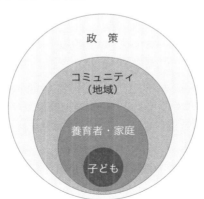

図2　健康の社会的決定因子の存在する環境

（阪下和美：Bright Futures の考え方—バイオサイコソーシャルモデルの視点から．小児内科 51：1731–1735，2019 より一部改変）

表　健康の社会的決定因子の例

	健康の社会的決定因子	保護因子となるとき	リスク因子となるとき
子ども	慢性疾患の有無 気質	器質的疾患がない	発育不全がある 発達の問題（発達遅滞や発達障害）がある （気質・性格により）養育者との相性がよくない
養育者・家庭	生活習慣・嗜好 経済状況 健康状態 家族のサイズ 養育者の期待	規則正しい生活習慣 経済的に余裕がある 養育者の心身の疾病がない 「あなたなら大丈夫」という期待 家族内の関係性がよい	不規則な生活習慣 養育者の喫煙，過度の飲酒，薬物使用 貧困 養育者の心身の疾病 「子どもはこうあるべき」という過度の期待 子どもへの養育困難感
地域（コミュニティ）	地理的条件 地域の文化 地域の行事 インフラストラクチャー（ライフライン，道路，交通，病院，公園などの公共施設） 保育所・学校	お祭りや子ども対象の行事がある 住民のつながりが強い 安全な遊び場（公園や児童館）がある ライフラインが安定している 安全な学校がある	小児医療機関が少ない 保育所が少ない 安全な遊び場がない 地域全体の貧困 地域の治安の悪さ
政策	小児医療・小児保健に関する国策や地方自治体の政策，法律	それぞれの政策によってさまざま	

因子にはさまざまものがあるが，例を表に示す。小児医療従事者が日常診療で評価しやすいのは，子どもの因子，養育者・家庭の因子である。保護因子は強めることができるように，リスク因子は減らすことができるように子ども自身や養育者へ指導・助言をすることで，健康を高める行動変容のきっかけを作り出せる可能性がある。

　このように，一人の人間を診るときに，器質的疾患だけではなく，その人を取り巻く環境・社会心理面の状況も評価する考え方をバイオサイコソーシャルモデル（biopsychosocial model）という。バイオサイコソーシャルモデルは，1977 年に米国の George Engel が精神医療の領域において提唱した概念である。Engel は当時の医療のあり方が「biomedical model」であると批判した。Engel によると，biomedical model とは「患者に生じているすべての事象は『病気』だけによって説明できる」「『病気』を社会的行動から切り離して捉え，社会的逸脱は器質的障害に

より説明できる」という考え方である。ひるがえって社会面・行動面・精神面が健康に及ぼす影響を考慮すべく Engel が提唱したのがバイオサイコソーシャルモデルであり，以降さまざまな病態へのアプローチに広く採用されるようになった。

　本書で提案する「サイコソーシャルアプローチ」とは，これまでの「体の病気の評価」を主としたアプローチから，「社会面・行動面・精神面が健康に及ぼす影響を考えながら診る」すなわち「健康の社会的決定因子の評価」を目標とするアプローチである。難しく考える必要はなく，診察室を訪れた親子に今までより興味をもってもらい，今までより「ちょっとプラスした」会話をしてもらうだけでいい。今までの診察では見ていなかった・見えていなかったことがきっと見えてくる。そして小児医療従事者として働く醍醐味を味わってもらえるだろう。

　本書には，日常診療で気軽に使っていただける「ことばかけ」の例を記載した。これらの「ことばかけ」は月齢・年齢ごとに注目していただきたい健康の社会的決定因子を考慮して選ばれている。1回の診察ですべてのことばかけを行う必要はない。本書で提案する「ことばかけ」の例を「レストランのメニュー」のようなイメージで捉えていただき，「今日はどんなことばをかけよう？」「この前はこれをたずねたから，今日はこのことばをかけてみようかな？」と，楽しみながら子どもや養育者との会話に使っていただければ幸いである。これらの「ことばかけ」が，よりよい医師患者関係の確立につながるとともに，子どもとその家族の健康，さらには次世代の健康につながることを心から祈っている。

2. 子どもアドボケイトという視点

　子どもたちが，自分自身の生活や自分に関する自己決定について，主導権を握りコントロールできるように支援する姿勢が重要である。そのためには，われわれ大人たちが，目の前にいる子どもの自律性を信じることが大前提となる。

　以下は，その子どもアドボケイトのポイントである。

① 子どもには力があると信じる心構えや態度をもって実践する。

② 子どもは自身の意見をもった能動的な参加者である。

③ 些細なことだと決めつけ，大人のほうがわかっているとぞんざいに扱うことは子どもへの権利侵害となる。

④ 周囲からあやつり人形のように扱われるうちに，何を言っても無駄，という気持ちで心に蓋をする。

⑤ 子どもの声は簡単に大人主義によってかき消されてしまうことを意識する必要がある。

⑥ 子どもがあきらめずに話し続けること。

⑦ 彼らの声が聴いてもらえるよう，保障すること。

⑧ 語ることが難しい場合は援助を提供し，言葉をもたない場合は彼らのために語るということ。

⑨ 子どもたちは，さまざまなプロセスに参加する際に情報を提供してくれる人，正直に話をしてくれる人，情緒面での支援をしてくれる人，そういう大人がいてほしいと考えている。

・田中恭子：予防的ガイダンス．小児内科 51：1746–1751，2019

それぞれの月齢・年齢への
ことばかけ

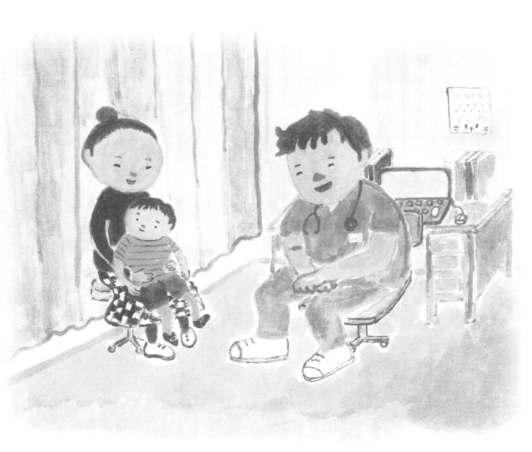

ことばかけの目的

- 子どもの養育環境・生活習慣を知る
- 子どものヘルスリテラシーを向上させる
- 養育者と子どもに意識変容のきっかけをもってもらう

たずね方

養育者本人についてたずねる

養育者の心身健康状態や生活習慣について知ることができる。

子どもについて養育者にたずねる

子どもの健康状態，養育者が抱く育児の悩み・期待・関心度，養育者の生活習慣を知ることができる。

子ども本人にたずねる

幼児であっても自分のことを他人に伝える練習は大切であるが，とくに小学校3年生頃になると自分について抽象的な概念も含めて他人に話すことがじょうずにできるようになる。子どもの答え方から，子ども自身がどれだけ自分のことをわかっているか，健康について意識しているかを推し量ることができる。

基本のことばかけ

睡眠・食事・休息は，健やかに生きていくために必須であるが，忙しい日常のなかでしばしば軽視されたり損なわれたりする。右の3つの質問は，たずね方によってさまざまな情報を得ることができる。さらに「睡眠・食事・休息の3つをよりよくできるようにするために，どうすればよいか，何に気をつければよいか」を子ども自身やその養育者と話し合うことができる。とくに中学生・高校生において，医療者と直接健康について話すことは重要である。

① 睡眠の調子はどうですか？

② ごはんは食べていますか？

③ のんびりする時間はとれていますか？

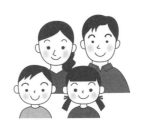

．．．

解 説

① 睡眠：乳児期には夜泣き・夜間覚醒・夜驚などの睡眠トラブルが起こりうるが，正しい知識と対応を養育者に伝え，安心させることは大切である。学童期後半以降では塾や習い事の影響やスクリーンタイムの増加などにより睡眠不足になる子どもが多い。わが国では睡眠が重要視されていない傾向があるため，医療者が大切さに言及することは重要である。

② 食事：乳児期では離乳食の悩み，幼児期以降では偏食や欠食が問題となる。栄養バランス，食事の時間，食事中の習慣（テレビなどを見ながら食べさせる，遊びながら食べさせる，など）には養育者の習慣・意識が影響する。中学生・高校生では，本人の意思による欠食や過食，部活動などによる食事時間の不規則さが生じうる。

③ 休息：乳児期には養育者が十分休息をとることができず，育児を負担に感じてしまうことがある。幼児期以降は，家庭によっては子どものスケジュールを過密にし，子どもに「のんびりする時間」を与えていないこともある。たとえば，塾や習い事などのスケジュールが過密であったり，養育者による指示（「宿題（勉強）をしなさい」など）が過度であったりすることである。中学生・高校生になると部活動や友人との付き合いなどでさらに忙しくなり，子ども本人に自覚のないまま疲労が蓄積すると心身の健康に影響をきたす。意識して「のんびりする時間」をとることを勧めたい。

妊娠期

① ご夫婦の間で家事の分担を考えていますか？

② 赤ちゃんを連れて出かけられる場所を知っていますか？

③ 妊娠してから食事や睡眠の習慣はどう変わりましたか？

④ パートナーとの関係はいかがですか？

解説

① どんな家事が増えるのかを調べておき，あらかじめ夫婦の家事の分担を決めておく。妻が働いていた場合は育児休暇を取得するため，家事の一切が妻に集中することが多い。妻が出産後復職するときに夫の負担が急増することにつながりやすいため，あらかじめすり合わせを行ったほうが夫の納得も得やすい。

② 孤立した子育てを防ぐため，妊娠期から育児支援が受けられる場所を知らせておくことがポイントである。地域の育児支援を行う事業所や団体を調べて事前に見学したり，赤ちゃんを連れて出かけられる場所を調べておいたりすることで，同じ境遇にある仲間と課題をシェアし，解決方法を見いだすことも可能となる。気晴らしができる場所を夫婦で探すのもよいだろう。

③ 職業柄もしくはこれまでの生活習慣により夜型になりすぎているなどの場合，妊娠・出産は基本的な生活習慣を改善するチャンスでもある。妻の体調や胎児の生育状況にもよるが，家族として食事の内容を再考すべきときである。とくに，妻のつわり（悪阻）がひどい場合は食べられるものに偏りが出ることがあるため，夫の配慮や協力が必要である。夫婦ともに赤ちゃんがいる生活を想像して生活を見直しておくと，赤ちゃんとの生活が円滑にスタートできる。

④ 妊娠・出産をきっかけにパートナーとの関係が変わる場合がある。周産期 DVは 4 人に 1 人ともいわれる。問題が起こる前に，相談場所を知らせておく。

【Bio-Psycho-Social】
B：妊娠に伴う身体の不調，悪阻，食生活
P：マタニティブルーズ，妊娠期のうつ，生活習慣
S：ソーシャルサポートの状況，夫婦の役割，夫婦関係（DV リスク）

16

1 か月

① お子さんの抱っこやあやし方などには慣れましたか？

②「今日はどうだった？」と夫婦おたがいに 1 日のことを報告し合っていますか？

③ パートナーは優しくしてくれますか？

④ チャイルドシートは準備していますか？

解 説

① 自分の子どもを生んで初めて赤ちゃんに触れる親は少なくなく，外気浴，抱っこ，声や表情をまねる，やさしく触れ合うなどの子どもへの接し方を確認する。

②「今日はどうだった？」とおたがいに報告し合う習慣をつくる。相手のことに関心を払い合い，苦労したことや楽しかったことを共有する。定期的に話す時間をつくり，そのなかで口頭だけのスケジュール確認にとどまらず，できるだけ可視化してすれ違いを軽減させる。話し合いのなかでは自己開示ができるような雰囲気や環境づくりを意識する。

③ 主に母親は寝不足な状態であり，不安を抱えていることが多いため，父親がどんな対応をしてくれるかによって母親の精神的安定度を推察することができる。父親が母親への理解・協力を怠ったり，精神的に苦しめたりすれば，間接的に子どもを苦しめることになる。

④ 自動車の運転者は，6 歳未満の幼児にチャイルドシートを着用させる義務がある。安全対策の一つとして，チャイルドシート（乳児用，幼児用，学童用がある）の準備や適切な使用を促す。

【Bio-Psycho-Social】
B：産後の身体の不調
P：産後うつ病
S：子育て経験の未熟さ，夫婦の役割，夫婦関係（DV リスク），安全対策

2 か月

① 予防接種のスケジュールはパパも知っていますか？

② お子さんが生まれてから夫婦の役割分担や生活リズムは変わりましたか？

③ ご夫婦の間でスマートフォンを使う時間を決めていますか？

④ ご夫婦で話す時間は毎日どのくらいですか？

解 説

① 子どもに予防接種を受けさせることは子どもの健康を守る最初の仕事であることから，夫婦で一緒に考えたり，父親にスケジュールを立ててもらったりするなどの協同作業を促すことで，子育ての一体感が保てる。

② 事前に想定した役割分担が，さまざまな要因で崩れることがある。そのたびにおたがいに期待値調整が必要となるが，堅苦しくせず，柔軟な対応を取りつつも，一定のリズムで家族が機能する体制を夫婦でつくりあげる。とくに，スマートフォンの使い方のルールを決めるなど，家族としてのルールをていねいにすり合わせることが必要である。

③ スマートフォンで連絡を取り合う時間を夫婦で決めておくと，おたがいにスマートフォンを気にしすぎる心配がなくなる。また，子どもとしっかり向き合うために，子育て中はスマートフォンを使う時間を決めるようアドバイスする。

④ 育児に追われてしまい，夫婦のコミュニケーションにずれが生じてしまったり，連絡事項だけのやり取りになったりする。この習慣が今後の夫婦の会話の質にも影響する。

【Bio-Psycho-Social】
B：予防接種
P：生活習慣，産後うつ病
S：夫婦の役割，夫婦関係（DV リスク），メディア，スクリーンタイム

3 か月

① お子さんが寝なくて困ることはありませんか？

② お子さんとどんな遊びをしていますか？

③ 上のお子さん（たち）は赤ちゃん返りをしていませんか？

④ ミルク代やおむつ代は負担になっていませんか？

解説

① 母親は，すでに子どもが寝ないことで悩んでいたり，子どもの泣きから育児不安になっていることがあるため，泣き止ませ方を一緒に考えたり，また夜泣きへの知識や対応を準備しておく。

② 子どもとの遊び方がわからないと訴える親もいることから，子どもへの声かけや遊び（はっきりした色・形の絵本，一緒に声を出す・まねる，散歩，うつ伏せ遊び）などを紹介しておく。

③ 第二子以降の場合，きょうだいへの配慮が必要である。きょうだいがいたら，赤ちゃんに手を出したりして親を困らせていないかどうかを確認し，赤ちゃん返りの可能性があることを説明する。親は赤ちゃんばかりに気を使いがちになるため，意識的にきょうだいとの会話を増やしたり，父親ときょうだいだけで出かけたりするなど工夫したい。

④ 子育てが始まることで経済的な負担がより大きくなることから，日常的な問診から経済状況を把握し，適切な支援に結びつけることがポイントである。子どもの哺乳量が増えてくる生後 3 か月はことばかけの一つのタイミングである。

【Bio-Psycho-Social】
B：子どもの発育・発達，栄養管理，夜泣き，乳幼児揺さぶられ症候群
P：親の育児不安や精神的負担
S：親子の睡眠・生活リズム，子育て経験の未熟さ，経済的困難（貧困），きょうだいへの配慮

4か月

① 離乳食の話は聞いたことがありますか？　離乳食の準備は
していますか？

② お子さんに何かおもちゃや絵本の用意を考えていますか？

③ お子さんを連れてお散歩やお出かけをはじめましたか？

解説

① 生後 5 か月より離乳食を開始することになるため，その準備の確認をする。親
が食物アレルギーを心配しているときには，特定の食品を除去したりせず通常
通りに開始してよいことなど基本的な考え方を紹介する。また，授乳・離乳の
支援ガイド（2019 年改定版）〔厚生労働省のウェブサイト，2019 年 3 月　https://
www.mhlw.go.jp/content/11908000/000496257.pdf（2019 年 12 月 20 日アクセス）〕には
ベビーフードの活用も記載されているので，すべて手作りでなくてもよいこと
を伝えたい。

② 子どもの遊びとして，まずは親との笑顔のやり取りが基本で，それから身近で
子どもが興味を示すおもちゃを使っての遊びや，腹臥位や支えた座位など色々
な姿勢をとる遊びも伝えておく。周囲の環境に興味をもつようになるので，絵
本などを使い少しずつ集中する習慣をつけていく。

③ 孤立した子育てを防ぐため，地域とのつながりは重要である。子どもの社会的
反応が芽生えてくる生後 4 か月頃には，地域の子育て広場などに出かけて遊び
の幅，かかわり方のバリエーションを広げていく。

【Bio-Psycho-Social】
B：栄養，食物アレルギー，遊びの発達，社会的反応
P：親の育児不安や精神的負担
S：ソーシャルサポート，子育て広場，絵本・おもちゃ

5 か月

① うつ伏せやお座りの姿勢で遊ばせていますか？

② お子さんを泣き止ますためや遊ばせるためにスマートフォンを見せることはありますか？

③ 高いお熱が出たことはありますか？

解説

① 動きが少なかった時期から自発運動が盛んになり，寝返りが始まると，おもちゃをもたせておむつ替えを手早く行う必要があるなど，子どもの世話に変化が生じてくる。子育てが変化することを認識してもらう。首がすわると，次の運動発達のステップとしてずりばいや座位ができるようになる。子どもは腹臥位や座位の姿勢をとって遊ぶことで自然に運動機能を習得していく。寝返りなどの移動運動が始まる頃でもあり，室内での事故予防についても助言する。

② 子どもが泣き止まずに困ったときや，子どもとの遊び方がわからないときに，安易にスマートフォンに頼っていないかどうかを確認しておく。

③ 生後 4 〜 6 か月頃には母体由来の免疫から子ども自身の免疫系に移行するが，子どもの免疫機構は未熟なため感染症にかかりやすく，よく熱を出す。感染症対策や予防接種，環境の衛生管理を励行する。

【Bio-Psycho-Social】
B：子どもの運動発達，社会性の発達（人見知り）
P：親の危険理解
S：疾病管理，環境の衛生管理，室内の事故予防，メディア，スクリーンタイム

6 か月

① お子さんとどんな遊びをしていますか？

② お子さんの泣き止ませ方はどうしていますか？

③ お子さんは離乳食に興味がありそうですか？

④ ご夫婦の間でどのような役割分担にしていますか？

⑤ ミルク代やおむつ代は負担になっていませんか？

解説

① 子どもの発達に合わせて触れ合い遊びやスキンシップ（わらべうたなど）を紹介し，親子で楽しむことができるようにする。

② 生理的な要求以外でも泣く時期になり，親は子どもの泣きの原因がわからずイライラしてしまうことがあるため，泣き止ませ方を確認しておく。

③ 離乳食の様子を聞き，子どもが食事に興味をもてるように父親がおいしそうに食べて見せるなどの助言をし，母親が離乳食の悩みを抱え込まないようにする。

④ 常備品やおむつなどの買いものや，衛生環境づくりなどの家庭内の環境設定は夫が主に担当し，育児は妻の主導で夫が妻に教わるかたちにするとうまくいきやすい。

⑤ 子育てが始まることで経済的な負担がより大きくなることから，日常的な問診から経済状況を把握し，適切な支援に結びつけることがポイントである。離乳食が始まる生後 6 か月はことばかけの一つのタイミングである。

【Bio-Psycho-Social】
B：子どもの発育・発達，栄養管理
P：親の育児不安や精神的負担
S：親子の睡眠・生活リズム，子育て経験の未熟さ，経済的困難（貧困）

7か月

① お子さんの夜泣きはどうですか？

② お子さんはどんな遊びが好きですか？

③ 急な熱やケガのとき，どうしたらいいか知っていますか？

解 説

① 夜泣きを母親が一人で抱え込んでいないかどうか，子どもの夜泣きが原因で母親が眠れていない場合には母親の体が休まるような助言をする。夜泣きがひどく，長びく場合には「育てにくさ」も念頭におく。

② 抱っこ，移動遊びなど感覚刺激が入るダイナミックな動きの遊びを喜ぶようになる。「いないいないばあ」のような表情遊びで，子どもの反応をひき出す遊びも取り入れてもらう。

③ 日常のちょっとした不安を解消するうえで身近な相談者をもつことが望ましい。救急対応や安全対策について具体的にアドバイスする。専門的な相談窓口としては休日・夜間の子ども医療電話相談事業（#8000 事業）などがある。

【Bio-Psycho-Social】
B：子どもの精神・運動発達，急性疾患
P：親の危険理解・情報不足，育てにくさ
S：環境の衛生管理，室内の事故予防

8 か月

① 授乳や離乳食，お昼寝など毎日の生活リズムはいかがですか？

② 動きやすい子ども服を着せていますか？

③ ご夫婦の間で役割分担をしていますか？

④ お子さんを連れてどんなところに出かけていますか？

解 説

① 子どもの授乳や睡眠のリズムが確立していない場合には，離乳食が 3 回食になる際に生活リズムを整えるよう助言する。離乳食をあまり食べないという相談には，授乳時間を定めることで食べるようになることがあるとアドバイスする。

② 子どもの成長発達に合わせて服や靴などの準備ができているかどうかを確認する。この時期には，出生時に子どもに着せていた服はすでに着られなくなっており，出産前後に用意した服も不足するなど経済的に負担がかかる場合がある。

③ 家庭内の役割分担が偏ってきていないかどうか，夫婦の片方だけが負担に思っていないかどうかを第三者から聞いてあげることで，夫婦の役割を見直すきっかけになる。

④ 孤立した子育てを防ぐため，地域とのつながりは重要である。生後 8 か月頃には模倣行動などの社会的な反応が高まってくる。地域の子育て広場などに出かけて遊びの幅，かかわり方のバリエーションを広げていく。

【Bio-Psycho-Social】
B：子どもの精神・運動発達
P：親の育児不安や精神的負担
S：ソーシャルサポート，ママ友，経済的困難（貧困），生活リズム，地域の子育て広場

9 か月

① お子さんは手づかみ食べを始めていますか？

② お子さんへはどんなふうに語りかけをしていますか？

③ ご夫婦で気兼ねなく「手伝って」と言い合えていますか？

④ お家のなかのどこで遊ばせていますか？

解 説

① 子どもの成長発達に沿って子育てをしているかどうかを確認をする。手づかみ食べをさせているかどうか，させていない場合にはその理由をたずねることで子育ての状況を知ることができる。

② まだことばが理解できないと考えて子どもへの語りかけが少なくなっていることがある。子どもに大人の日常会話を聞かせていいこと，大人のことばで語りかけていいことを伝える。

③ 夫婦の役割分担を決めている場合に，それ以外の仕事はおたがいに頼みにくく，また頼みごとが困難な関係になっていることがある。この関係が定着しないように，子育ては夫婦で協力して行っていくことを再確認してもらう。

④ 移動運動が盛んになる乳児期後期からは，誤飲，転倒，やけど，浴室内の事故などを想定して，室内の安全対策について具体的にアドバイスする。安全対策は，子どもの発達に合わせて定期的な見直しを促す。

【Bio-Psycho-Social】
B：子どもの精神・運動発達
P：親の危険理解
S：室内の事故（誤飲，転倒，浴室）

10 か月

① 「ちょうだい」「どうぞ」遊びをしたり，立ったり座ったりなどの動作で遊んでいますか？

② 「ダメダメ」と言うことが多くなっていませんか？

③ テレビはどのくらい見させていますか？

解説

① 模倣ができるようになり，簡単なジェスチャーを交えたやり取りも可能になる時期である。子どもは手遊びなどを何度もくり返して，遊びを要求するしぐさもみられる。これらは言語発達の基礎となるため遊びとして大切である。また，伝い歩きなど立位をとることが多くなるため，立位がとりやすい安全な環境を用意する。

② 四つ這い，つかまり立ち，階段を上ることができるようになるなど行動範囲が広がり，部屋の引き出しや置物などを触るようになる。危険を回避するために親は子どもに「ダメダメ」と言って制止することが多くなりがちである。「そこに行ったのね」「触っているね」など子どもの行動を肯定し，「こちらにおいで」「これで遊ぼう」など望ましい行動をことばで表現し，「ダメダメ」が口癖にならないように助言する。

③ 子どもに対するメディアの影響を認識してもらい，乳児期のうちから家族で時間を決めて視聴する習慣をつける。授乳中や食事中のテレビの「ながら視聴」はせず，視聴するときは子どもに声がけをしながら一緒に楽しむ，一緒に歌ったり踊ったりする，など工夫をするようアドバイスする。

【Bio-Psycho-Social】
B：子どもの精神・社会的発達，睡眠・生活リズム
P：親の育児不安や精神的負担
S：親のかかわり，親のスクリーンタイム → メディアとの付き合い方

11 か月

① 服を着せるとき，自分から頭や腕を出そうとしてますか？

② 外遊びやお部屋遊びはどうしていますか？

③ お子さんにスマートフォンを見せたことがありますか？

④ 職場復帰を考えていますか？

⑤ 部屋の扉に鍵はついていますか？

解 説

① 子どもは服の着脱においても少しずつ協力動作をするようになる。大人が介助するほうが楽であるが，大人が子どもにその機会を与え，子どもの力を引き出すことを優先する。

② 屋外や室内の遊びとして，身体を使ったダイナミックな遊びと，指先を使った遊びをバランスよく取り入れることを勧める。

③ スマートフォンは乳児でも簡単に操作できてしまう。スマートフォンへの接触は2歳まで避けることが望ましい。

④ 職場復帰のために保育所を探したりしなければならない。先輩ママからの情報は役立ち，病児保育など地域の社会資源も調べておく。また母親が職場復帰する際，父親の意識が変化せず，育児休暇中の習慣が残りやすいため，改めて習慣や役割分担を見直す必要がある。子どもとかかわる時間も圧倒的に減り，食事や生活習慣を含めた健康への配慮も必要である。

⑤ 伝い歩きや引き戸の開け閉めができるようになり移動範囲が広がるため，自宅全体の安全対策が必要となる。扉に鍵をつける，浴室の水はためておかないなど具体的にアドバイスをする。

【Bio-Psycho-Social】
B：子どもの運動発達
P：親の危険理解
S：自宅内の事故予防 → 室内の事故，安全対策の実践確認，ソーシャルサポート

12 か月

① お子さんはかんしゃくを起こしたりしていませんか？

② お子さんとハイタッチをしますか？

③ お子さんに対して，周囲の大人の「ダメ」は同じですか？

④ お子さんと出かけるときに手をつないでいますか？

解 説

① 自己主張が始まるが，ことばで伝えることができず泣いたり，かんしゃくで表現したりする時期である。かんしゃくを収めるために子どもの要求を通すのではなく，場面を切り替えることなどをアドバイスする。

② ハイタッチなどのスキンシップで子どもの行動をほめることで，子どもはやってもいい行動だと学習していく。ハイタッチはほめて育てるテクニックとなるので大いに活用してもらう。

③ トイレトレーニングを始める時期や，その方法は大人によって大きく違うことがある。同じく「ダメ」の考え方や大人の対応が異なれば，子ども自身もやっていいことかどうか混乱するため，大人の対応を同じにするよう助言する。

④ 家庭から一歩外へ出た社会生活の準備を始めていく。公園や道路などでの公共マナーや交通ルールについては，子どもと手をつないで安全に歩くことから日々積み重ねていくよう指導する。

【Bio-Psycho-Social】
B：子どもの知的能力・発達特性，疾病・障害
P：親の危険理解，愛着
S：親自身の育ちの歴史，親のかかわり（虐待含む），親以外の大人のかかわり，自宅内・外出時の安全対策 → 手をつないで歩く，乗りものの利用・道路の歩き方

15 か月

① 自分で靴下をはこうとしますか？

② お子さんはどんな遊びが好きですか？

③「ありがとう」「いただきます」などをしますか？

④ お子さんとどんなお約束をしていますか？

解説

① 母親が職場復帰すると時間に追われる生活になるため，親が子どもの身の回りのことをすべて行ってしまいがちだが，子どもが自分の靴下を自分ではく行動が大切である。子ども自身でできるところは見守り，できないところを手伝い，できなければ一緒にやってあげ，やろうしたことを十分ほめるようにする。

② 子どもの運動発達，精神発達には個人差があり，子どもの好きな遊びから発達状況が確認できる。さまざまな遊びを提供することで，どの遊びに興味をもち，どんな遊びに集中するかを確認する。

③ この時期の挨拶はことばではなくジェスチャーが主であるが，挨拶をすることに子どもが気づくことが大切である。日常生活のなかで状況に合わせて挨拶ができるようにする。就学までに身につけたい挨拶は「おはようございます」「こんにちは」「さようなら」「いただきます」「ごちそうさま」「ありがとう」「ごめんなさい」である（平岩幹男：発達障害児へのライフスキルトレーニング LST 学校・家庭・医療機関でできる練習法，合同出版，東京，2015）。

④ 自分の行動を少しずつコントロールできるようになる時期である。小さな約束ごとを決めて実行していくことで，社会にルールがあることを覚えていく。とくに安全のためのルールを優先したい。日々積み重ね，くり返すことが重要である。

【Bio-Psycho-Social】
B：子どもの発達状態，疾病・障害，社会性の発達
P：親の危険理解
S：自宅内・外出時の安全対策，身辺自立

18 か月

① お子さんは朝お洋服を着たら園に行く，というような生活の見通しはできますか？

② トイレトレーニングの方法は調べていますか？

③ お子さんはおままごとなどの見立て遊びをしますか？

④ イヤイヤ期がどんなものか知っていますか？

⑤ お子さんに何か簡単なお願いをすることはありますか？

解説

① 家庭の生活リズムが整っていると，子どもは「次は○○だ」と予測して動くことができ，自ら行動に移すことができる。ひいては準備やお手伝いができるようになり，子どもの自立につながる。

② この時期より，身辺自立として服の着脱，トイレトレーニング，食事のマナーを整えていくことは大切である。今はうまくできなくても必ずできるようになることを念頭に，取り組み方を助言する。

③ ままごと遊びで大人に食べさせようとしたり，手提げ袋を手にして歩いたり，人形をおんぶしたりして遊ぶ見立て遊びがじょうずになる。見立て遊びができるようなおもちゃを用意しておく。

④ 自己主張が盛んになるが，「○○する人？」と自己決定権を与えて意思を尊重する方法がある。できたらハイタッチをするなどでほめ，子どもの自己肯定感を高めていく。気に入らずにかんしゃくを起こしたときには，計画的無視，クールダウン，タイムアウトを活用して「イヤイヤ期」を乗り切るよう指導する。

⑤ 「取って」「ちょうだい」などの簡単な指示理解ができることを確認する。もし，指示が入りにくいようであれば，さらに「指示してタッチ」を1日30～50回行うことを助言し，指示が入りやすくしていく。

2歳

① お子さんが夢中になる遊びはありますか？

② 次のお子さんのことを考えていますか？

③ 同じ年頃の子どもとかかわる機会はありますか？

解説

① 好きな遊びができ，夢中になって集中することができるようになる時期である。それまでに屋外や室内のいろいろな遊びを経験させることが大切である。嫌がることは無理にさせない。

② 子育てが落ち着いてきて，次の子どもをもつことを検討する時期になる。経済的なこと，子育て環境などが一人目とは異なるが，家族が増えることは歓迎すべきことだと伝えたい。予期せぬ妊娠は相談するよう助言しておく。

③ 親から離れて遊べるようになる時期である。小集団での子ども同士の遊びを経験させていく。また，これからの身辺自立に向けて，パンツを脱ぐなど，できることを少しずつ自分でさせるように指導する。

【Bio-Psycho-Social】
B：子どもの発達状態，疾病・障害 → 能力に応じた身辺自立
P：親の育児不安や精神的負担
S：（母）親の就労／育休の終了，親のかかわり（虐待含む），経済的困難（貧困）

3歳

① お家で何かお子さんにお手伝いをさせていますか？

② 保育所か幼稚園には通っていますか？

③ お子さんの朝ごはんはどうしていますか？

④ 今日はどうやって来たの？

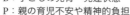

解説

① 家庭で子どもに簡単なお手伝いをさせることで，親から子どもに感謝のことばをかけることができ，子どもは家庭のなかで自分の役割を果たすことで居場所が確保され，自己肯定感が育まれる。

② 日常的な問診から経済状況を把握し，適切な支援に結びつけることがポイントである。集団生活が始まる3歳頃にも，改めて経済状況について保育所の利用状況や食生活などの質問で確認する。

③ 朝食をとっていることで生活リズムを確認できるとともに，朝食内容から家庭状況を知ることができる。朝食は1日の生活の始まりであり，今後の生活にも影響するため，重要であることを伝えたい。

④ 3歳までに助詞も出現して簡単な文法を使って話せるようになる。「車で来た」などの助詞を入れた円滑な会話ができ，「その車は何色？」とやり取りが可能になる。「こそあど」（これ，それ，あれ，どれ）なども理解している。

【Bio-Psycho-Social】
B：子どもの発育・発達状態
P：親の育児不安や精神的負担
S：栄養管理・食生活，経済的困難（貧困），親子の睡眠・生活リズム，子どもを含めた家庭での役割分担

4歳

① お子さんはじょうずにおしりをふけますか？

② お子さんはひらがなや数字に興味を示しますか？

③ 信号が赤色のときはどうするのかな？　青色のときは？

④ 好きな食べものは？　夏に食べるものは？　昨日何食べた？

解説

① 就学を意識して，この時期から食事・服の着脱・排泄の身辺自立の最終チェックに入る。まだ自立していない場合には取り組めるよう助言する。

② 子どもが文字や数字に興味を示す時期であることから，身の回りに学習できる環境を用意し，子どもが興味を示すものは積極的に取り組ませる。

③ 4歳頃は友だちとの集団のなかでルールのある遊びを楽しめるようになるときで，信号を守る交通ルールや社会全般のルール，公共マナーについても理解可能となる頃である。親にルールに関する子どもへの指導を促していく。

④ カテゴリーや季節の概念，時間経過，過去・未来などを子どもが理解しているかどうかが確認できる。また，わからないときに親に確認する様子もみられる。子どもが答えられたら，よく知っていることをほめる。

【Bio-Psycho-Social】
B：子どもの発達状態
P：親の危険理解，親の育児不安や精神的負担
S：親自身の育ちの歴史，親のかかわり（虐待含む），親以外の大人のかかわり，集団への参加状況，外出時の安全対策 → 公共マナー，交通ルール

5歳

① お子さんは勝ち負けにこだわるほうですか？

② 毎朝，起きてから出かけるまで，お子さんは自分で一通りの身じたくができますか？

③ ハンカチ落としとか，ルールのある遊びをする？

解説

① 勝ち負けにこだわったり，一番にならないと気が済まなかったりという気持ちへの対処のし方を考えておく。また，子どもの得意なことに意識を向けることで，自尊感情を育てることになる。

② 「次は○○だ，だから△△する」というように，生活に見通しをもって自ら準備や片づけができる。就学前に一連の生活動作が習慣として身についているようにしておく。

③ 友だち関係や集団生活の様子を知ることができる。3歳までは一人遊びか平行遊びであるが，4歳頃より3人，5歳頃より5人ほどの集団で遊ぶことができるようになり，この頃からルール遊びを好むようになる（橋本創一：社会性の発達．小児内科 45：1382–1385，2013）。

【Bio-Psycho-Social】
B：子どもの発達状態
P：親の危険理解，親の育児不安や精神的負担
S：親自身の育ちの歴史，集団への参加状況，子どもを含めた家庭での役割分担

6歳

① 生活リズムなど，学校に行く準備は始めていますか？

② 文字の多い本を読み始めましたか？

③ 子ども部屋は準備する予定ですか？

④ 大きくなったら何になりたい？（できれば理由も）

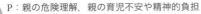

解 説

① 就学すると子どもの起床時間や就寝時間が変わり，親の生活リズムも変わることを認識してもらう。就学してすぐに変えることは難しいため早めに準備を促す。

② 絵本と児童書では文字数や内容も異なってくる。子どもが読書をするためには文字の習得が必要であり，文字を読んで内容を理解する必要がある。想像力や概念を育てるために読み聞かせは継続してもらう。

③ 就学と同時に子ども部屋を考える親も多いが，この時期は必ずしも子ども部屋は必要なく，周囲の大人がかかわりながら学習の準備を始めることが重要である。また子ども自身で身の回りの環境を整えることができるように配慮する必要がある。

④ できれば理由も聞き，子どもの夢から意欲を知ることができる。その際にはどんな夢でも肯定的に受け止める。

【Bio-Psycho-Social】
B：子どもの発達状態
P：親の危険理解，親の育児不安や精神的負担
S：親自身の育ちの歴史，集団への参加状況，家族の生活リズム

小学校 1 年生

① バランスよく 3 食食べていますか？

② 学校での困りごとや，いじめに関してお子さんと話す時間をとっていますか？

③ 誰かと一緒に登下校していますか？

④ 誰と，どんな所で遊んでる？

解 説

① 就学により，生活スタイルがこれまでと大きく変わる。毎日の生活バランスを整えるために食事は重要である。朝ごはん欠食やビタミン，ミネラルの摂取は日々の心身の健康に深く関係するため，より意識的に摂取するようアドバイスする。

② 学校でのいじめ防止策として，相手を尊重したかかわりや，嫌なことを言われたりされたりしたら「嫌」と言うこと，いじめを見かけたら大人に相談することなどを，子どもと確認する。

③ 就学後は登下校などで子どもが一人になる機会が増えるため，知らない人についていかない，怖いと思ったら大声で周りの人に助けを求める，体が水着で隠れる場所は他人に見せない・触らせないなど，犯罪予防の教育を徹底していく。犯罪発生時刻のピークは小学生では 15 〜 17 時台であり，下校後の活動も含めた安全対策を促す。

④ 幼児期から集団生活を始め，学校生活を通じて徐々に活動範囲は広がっていく。就学後も家庭生活が中心ではあるが，地域活動など属性の異なる集団にも少しずつ入っていくことを助言する。習い事を始める子どもも多い時期であるが，習い事が子どもの心身の負担にならないよう配慮する。

【Bio-Psycho-Social】
B：子どもの発達状態，疾病・障害
P：親の危険理解
S：親のかかわり（虐待含む），地域とのつながり，通学路の安全対策 → 犯罪予防の教育

小学校 2 年生

① きょうだいげんかにどう対応していますか？

② お子さんは自分のことは自分ですることができていますか？

③ お友だちは何人？

④ 九九はどの段が好き？

解 説

① きょうだいがいる場合，きょうだいげんかは日常的に生じる問題である。親が感情的になりケンカに加わってしまったり，双方を比較してどちらかをかばう・責めるという態度をとってしまったりすることは珍しくない。ケンカの対応には親がいかに子どもの自律性を尊重できているかが表れる。子どもを比較したり，親が無理やり解決させたりしていないか確認する。

② この時期に他者からほめられる体験は，その先の自己肯定感，自尊心，レジリエンスにつながる。大人にとってはできてあたりまえと思うことでも，子どもができたことに気づいたら，声に出して「できたね」「ありがとう」「すごいね」などとほめるようにする。

③ 子どもの友人関係を知ることができる。あわせて，友だちはたくさんいなくても大丈夫であることも伝える。

④ 学習への意欲と達成感を感じているかがわかる。よく頑張っていることをほめる。

小学校 3 年生

① 宿題やお小遣いのルールはありますか？

② しつけに関して両親で話し合っていますか？

③ お子さんは心配ごとや悩みを相談しますか？

④ 学校はどう？

解説

① 10歳になると，学校でより抽象的概念を取り扱う科目が増えたり，メタ認知という他者と自分を比較する発達がみられ，学力や自身の内面・外面などで悩みをもち始める時期でもある。この時期に日々の宿題のこなし方で学力でのつまづきの有無を確認したり，お小遣いや家事の手伝いを計画をたてて実践させたりすることで，達成感を促し子どもが自信をもてるよう支援する。

② 子どもの行動を，① ほめること，② 無視すること，③ 制限を設けること，の3つに分けてしつけを行うペアレンティングは効果がある。かかわる者，つまり両親が同じ枠組み・視点で子どもの行動に対してしつけを行うことが重要とされている。

③ 子どもが悩みや困りごとをことばで表現できるよう大人が支援する。子どもが言い出せないまま心に蓋をし続けると，心身症の発症や行動上の問題につながりやすい。

④ オープンクエスチョンで，子ども自身が学習，友だち，遊び，先生のどれを答えてもよいようにすることで，子どもがもっとも話したいことは何かを知ることができる。

小学校 **4** 年生

① 気持ちのコントロールについてお子さんと話し合っていますか？

② お子さんの選択を尊重していますか？

③ 仲のよい男の子／女の子（異性）はいますか？

④ 将来何になりたい？

解説

① 思春期の始まりは性ホルモンの増加に伴い情緒的な変化（イライラや怒り）が生じる。気持ちに蓋をして押し込めるのではなく，コントロールの方法について子どもと話し合うことを勧める。

② 論理的思考力が発達し，社会情勢に対しても興味関心が生じる。子ども自身に影響することがらについては親が一方的に決定せず，助言をしながら子ども自身の意思決定を尊重できるよう子どもの思いや考えを聞くようアドバイスする。

③ 第二次性徴が始まると生殖行為が可能となる。本人にその意識がなくとも結果として妊娠にいたるケースもあるため，年齢に応じた男女の付き合い方や性の知識について助言していく。

④ ②で述べたように，論理的思考力が発達し，漠然とではあるが子ども自身が将来の夢をもつようになる。またこの質問にどのように回答するかを観察し，子ども自身の自我の成長の様子，空想力や想像性が欠如していないか，将来への不安を過度に抱いていないかを観察する。

【Bio-Psycho-Social】
B：子どもの身体発育・精神発達
P：親の危険理解
S：親からの教育・学校での教育，異性の親による子どもへの身体ケア状況，親のパートナーシップ → 性の知識・犯罪予防の教育

小学校 5 年生

① お子さんの将来の夢を知っていますか？

② お子さんの食欲，睡眠で気になることはありますか？

③ 自分の身体の変化をどう感じていますか？

④ 嫌だと思うことをされたとき，自分で工夫していることは？

⑤ パパ，ママと仲よく話せますか？

解説

① 「自分とは何か」という自我同一性を獲得し，成人期を迎えることが思春期の発達課題となる。この時期に，自身の夢や将来について家族と語り合う時間をもつことは，子どもの安心や意欲につながる。子どもの意見を否定せず，共感的に聞くよう親にアドバイスをする。

② 思春期になると，親に対して両価的な気持ちや行動（甘えたり反抗したり，など）が増え，情緒的にはイライラや落ち込み（進行するとうつ症状など）などの気持ちのコントロールが難しくなる。子どもの食欲や睡眠などの生理的現象や学力の状態から把握することができる。

③ 第二次性徴についての一般的な知識は学校で指導されるが，そのことを子ども自身がどう捉えているのか，自身の身体の変化に戸惑っていないか，などを確認する。身体の変化の出方には個人差があることの確認や，女児の場合は月経などへの不安や対応への困難の有無などを子どもと確認する。

④ 自分が嫌だと思うこと（身体を触られた，友だちや知らない人から嫌な言葉をかけられたなど）を強制された場合，NO（否，嫌，不快）であるとストレートに伝えること，Go（逃げること），Tell（親や信頼できる人に伝えること），を子どもと今一度確認する。

⑤ 子どもにとって通常は安全基地である両親と普段から会話ができているかを子どもに確認する。

小学校 **6** 年生

① 日々の生活でお子さんの意志や意見に耳を傾けていますか？

② ご自身がストレスを感じたときにどうしていますか？
パートナーはどうしていますか？

③ 困ったとき，相談できる人はいますか？

解説

① 思春期では，大きく間違っていないかぎり子どもの意思や意見をいきなり否定せず，尊重したかかわりをもつことが重要であり，同時に，自己決定することの責任も伝えていくことが子どもの自律につながる。自己決定がうまくいかなかったときは，「あなたが決めたからあなたの責任です」と子どもに責任のすべてを負わせず，困難を乗りこえられるよう助言を行う。

② 気持ちのコントロール方法について，親自身のスキルも重要である。（暴力や過度の飲酒，などの方法ではなく）適宜リラクゼーションやレクリエーションなどを組み入れながら，大人としてストレスとどう付き合っているかを子どもに示し，手本となるように心がける。

③ 困ったときなどに自分だけで解決しようとせず，信頼できる大人に相談できること，相談先をいくつかもちあわせておくことは自律につながることを，子ども自身にアドバイスする。内的（情緒のコントロール）にも外的（相談先など）にも使える解決手段を複数もちあわせることは子どもの自律に重要な要素である。

中学校 **1** 年生

① お家のルールはお子さんとどうやって決めていますか？

② お子さんにスマートフォンをもたせていますか？

③ 夜は何時に寝ていますか？　SNS などを夜遅くまで使っていませんか？

・・・

解 説

① 中学生になると親から離れ友人と行動する時間が増える。またスマートフォンやタブレット，携帯用ゲームを親の目の届かないところで使用することも増える。帰宅時間やスクリーンタイムに関するルール，食事や睡眠の時間など，親が一方的に命じるのではなく，子どもと話し合って，おたがいに納得できるルールをつくることが大切である。

② インターネットを介した犯罪の被害が低年齢化しているため，早期からネットリテラシーを高めることが重要である。家族でインターネットの使用ルールや生活リズムの約束をして守っていく，フィルタリングソフトをじょうずに活用する，などの対策をアドバイスする。

③ 思春期は自律神経が乱れやすく，睡眠の問題や起立性調節障害などの症状をきたす子どもが増加する。心身の健康の維持には睡眠が大事であることを伝え，日常において子ども自身で気をつけていることや工夫できていることを評価し，子どもがそれらを習慣化できるよう支援する。

【Bio-Psycho-Social】
B：子どもの精神・社会的発達，睡眠・生活リズム
P：親の危険理解，親・子どものネットリテラシー
S：親のかかわり，本人・家族のスクリーンタイム，家庭のルール，仲間関係（学校，学校以外，インターネット社会）→ インターネット利用の管理

中学校 2 年生

① あなたの好きなことは何ですか？

② お友だちで付き合っている人はいますか？

③ 食事はバランスよく 3 食とれていますか？

④ 気持ちが落ち込んだときどうしていますか？

解説

① 思春期心性の一つに将来への予見性があり，自分とは何なのかという自我同一性の獲得という大変なこころの作業とあいまって不安や混乱を生じやすい。それでも自分の好きなことや，自身の強み，弱みを知りながら，進路を考えていくことを励ます。

② 思春期は異性への関心が高まり，特定の相手と一対一での交際を考えるようになる時期である。また，性的関心も生理的に高まってくる。結果的に望まない妊娠にいたらないよう正しい性の知識を提供するとともに，緊急避妊法の指導や，困ったときに相談できる人・場所を確保するように勧める。

③ 学校によって給食であったり，お弁当であったり，食堂で自由に購入できたりする時期ではあるが，過度の摂取制限や過食がないか，心身の健康のバランスを保つために食生活・食行動が大事であることに気づきを与える。

④ 思春期はとくに自己の内面をみつめ他者と比較することが顕著な時期であるため，自我が揺らぎ，混乱しやすい。希死念慮をもつ子どもが増える時期でもある。いかなる感情も否定せず，自身でコントロールできるようになるために，困ったら相談することの大切さを伝える。

【Bio-Psycho-Social】
B：子どもの身体発達・精神発達
P：親の危険理解
S：親からの教育・学校での教育，相談できる大人，仲間関係（学校，学校以外，インターネット社会）

中学校 3 年生

① あなたの趣味は何ですか？　大事なことやものはありますか？

② タバコやアルコールに興味はありますか？

③ いつも飲んでいる飲みものは何ですか？

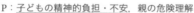

解説

① 論理的思考力がさらに発達し，これまでの自分と現在の自分，将来の自分と理想とする将来への予見性という心性が育つ時期である。自身の趣味や大事なことをことばにし，第三者がそこに関心を向けることは，自我同一性の獲得につながる。アイデンティティが確立されてくると「忠誠」という力が得られ，自分で選んだ価値観を信じ，それに対して貢献しようとする力につながる。

② 親の目が届かない活動が増してくる時期である。興味本位で，あるいは仲間意識を高めるためにタバコやアルコールに手を出すことがある。依存性物質に対する正しい知識をもてるよう助言していく。

③ 過剰な糖類の摂取やカフェイン摂取などによる健康への影響に関して注意を向けられるようアドバイスする。

【Bio-Psycho-Social】
B：子どもの精神発達
P：子どもの精神的負担・不安，親の危険理解
S：親の嗜好（タバコ，アルコール），親からの教育・学校での教育，相談できる大人，仲間関係（学校，学校以外，インターネット社会）

16歳

① お子さんの友だちやその家族を知っていますか？

② アルコールやドラッグ，タバコなどを使用している友だち
は周りにいますか？

③ イライラしたり落ち込んだりすることはありますか？

④ 家族とはどんな話をしていますか？

解 説

① 高校生になると，さらに親から離れた行動・活動が増える。金銭面でも子ども
が自由に使える金額が増えることが多い。親が子どもの友人関係や行動を把握
していることは，子どもの安全を確保するために不可欠である。友人について
親子で話せる関係性ができているかどうかも評価できる。

② 健康的なライフスタイルを築くために，自身で気づき行動に移せるように支援
する。とくに友だちの嗜好に影響を受けやすい時期でもあるため，違法行為に
流されないよう注意を促す。

③ 感情の混乱がみられる時期であるが，感情に自分で気づいてコントロールでき
るよう支援する。

④ 親離れ，子離れが，この時期の発達課題であるが，家庭内のコミュニケーショ
ンが不足する時期でもある。定期的に親子で会話する習慣をもつことで，子ど
もが一人で困難を抱えてしまうリスクを減らし，他者への援助希求性を高める
ことができる。

17歳

① 自分のお金をどのように管理していますか？

② ニュースは見ていますか？

③ お付き合いしている人はいますか？

解説

① 子どもによってはアルバイトをすることでお金を稼ぐことの意味を知ったり，比較的高額なお小遣いを定期的にもらう時期であるが，お金は計画的に使うように促す。

② 国内・国際情勢や社会保障などの制度を知り，それらを活用していくことが自律につながる要素であり，また将来の職業や生き方などの選択肢にもつながるため，積極的に関心を寄せられるようことばかけを行う。

③ 思春期は異性への関心が高まり，特定の相手と一対一での交際を考えるようになる時期である。また，性的関心も生理的に高まってくる。結果的に望まない妊娠にいたらないよう正しい性の知識を提供するとともに，緊急避妊法の指導や，困ったときに相談できる人・場所を確保するように勧める。

【Bio-Psycho-Social】
B：子どもの精神・社会的発達，睡眠・生活リズム
P：親の危険理解，親・子どものネットリテラシー
S：親のかかわり，本人・家族のスクリーンタイム，家庭のルール，仲間関係（学校，学校以外，インターネット社会）

18歳

① これまでに気になった大人は誰ですか？　憧れる人は誰ですか？

② 選挙に行きましたか？

③ 自動車などの運転免許をとる予定はありますか？

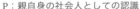

解説

① 数年後の自分について語ることで，その夢の実現に向けて今できることを考える機会をつくる。またこの時期に自分のロールモデルをもつことは健全な自我同一性獲得にも影響する。

② 2016年より，18歳から選挙権が与えられることになった。社会の一員として責任の一端を担う認識を高めるとともに，社会保障制度などの知識を深めていけるよう支援する。

③ 運転免許は国家資格の一つであり，取得には一定の適正・知識・技能を要する。よって免許の取得は子どもにとって自律が促される機会となるが，一方で道路交通法などの法律に則った責任と義務が課せられることを意識できるよう支援する。

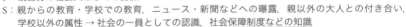

【Bio-Psycho-Social】
B：子どもの精神・社会的発達
P：親自身の社会人としての認識
S：親からの教育・学校での教育，ニュース・新聞などへの曝露，親以外の大人との付き合い，学校以外の属性 → 社会の一員としての認識，社会保障制度などの知識

19歳

① ご自身やご夫婦での時間をどう過ごしていますか？

② 休みの日はどのように過ごしていますか？

③ アルコールやドラッグ，タバコなどに興味はありますか？

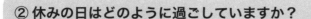

解 説

① 進学や就労のために親から離れる子どもが増えるが，親子ともに精神面での自立を果たしていることが望ましい。親が過剰な喪失感をもつと健全な親子関係を維持できず，過干渉や依存につながる。子どもの自立を尊重し，子どもが自らの責任で生活することを親が支援しつつも，親自身の時間や夫婦の時間を充実させるよう助言する。

② この時期の乗りこえるべき心理社会的危機は「親密 vs 孤立」である。余暇を自分の時間として楽しむことができているか，また時には友人や家族との時間を大切にできているかを確認し，自身のプライベートを大事にしながら社会とのつながりも維持できるよう支援する。

③ 19歳になると親元を離れる子どもも増える。興味本位で，仲間意識を高めるために，寂しさや自己不全感を忘れるために，など，さまざまな理由から依存性物質に手を出すことがある。正しい知識を身につけ，健全なストレス対処ができるよう助言していく。

【Bio-Psycho-Social】
B：子どもの精神・社会的発達
P：子どもの精神的負担・不安，親の危険理解
S：親の嗜好（タバコ，アルコール），親からの教育・学校での教育，相談できる大人，仲間関係（学校，学校以外）

20歳

① 自分にとって大切なものは何ですか？　大切な人は誰ですか？

② 学校（仕事）での人間関係で困っていませんか？

③ 生活費はどうしていますか？

・・・

解説

① 成人という節目で，自身の考える大人とは何であるかを，これまで出会ってきた大人たちと現在の自分を照らし合わせることで，この先続く将来の自分に向けた課題を考える機会を与える。またパートナーなどがいる場合は，他者を尊重しながら感情や時間を共有することの大切さに気づけるよう支援する。

② 社会活動の場が広がっていくと，人間関係を通じた嫌な体験をすることも増えていく。さまざまな場面における嫌がらせ，いじめなどのハラスメントに対応できるように相談窓口などの情報を提供する。

③ 子どもたちが大人として自立した生活を送れるよう，かかりつけ医としても時間管理・金銭管理を含めた生活の自立や精神的な自立に向けた準備を支援していく。

【Bio-Psycho-Social】
B：子どもの精神・社会的発達
P：子どもの精神的負担・不安，親子の精神的分離の状況
S：友人関係・職場や学校の人間関係，学校・職場以外の属性，地域社会とのつながり，経済的困難（貧困），ソーシャルサポート

21歳

① 今までで何が一番うれしかったですか？

② これからの生活で心配なことはありませんか？

③ 休みの日はどのように過ごしていますか？

解説

① これまでの体験でうれしかったことなどを自らのことばで語ることで，その体験をばねにこれからの自分につながるレジリエンスとなるよう支援する。

② 自分の育った家庭を振り返りつつ，多くの人との関係を築く時期である。新たな家族や友人との長期的・安定的な関係を通して，これからの生きる力を獲得していけるよう支援する。また，心配なことを相談でき，解決できる力が備わっているかどうかを確認する。

③ 社会活動の場が広がっていくと，人間関係を通じた嫌な体験をすることも増えていく。精神面での緩衝材となる利害関係のない友人関係や趣味のサークルなど，社会的なつながりを広げるよう助言する。

【Bio-Psycho-Social】
B：子どもの精神・社会的発達
P：子どもの精神的負担，ネットリテラシー
S：友人関係・職場や学校の人間関係，学校・職場以外の属性，地域社会とのつながり，スクリーンタイム

それぞれの月齢・年齢へのことばかけ
～用語解説と補足～

【妊娠期】

● 産後うつ病

　　産後 1 〜 2 週から数か月以内が好発時期である。症状自体は基本的にうつ病と同じで，一定期間（だいたい 2 週間以上）続く。

● マタニティブルーズ

　　産後にイライラしたり，気持ちが落ち込んだりする。多くは産後 3 日から 10 日頃までに軽快する。

・立花良之：母親のメンタルヘルス サポートハンドブック―気づいて・つないで・支える 多職種地域連携，医歯薬出版，東京，2016

【1 か月】

● 愛着関係

1) 母と子の信頼の絆である。
2) 胎児期から始まり，愛されたことで自尊心が生まれ，信頼する親の価値観や良心を受け継ぐことができる。
3) たくさん抱かれ，愛された子どもは，いずれ安心して親元を離れ，独立できる。
4) 安定した愛着関係のなかで育った子どもは，独立したあとで，困難に遭遇した際，自分を励ます「親の目」を感じ，自信をもって挑戦することができる。
5) 愛着関係は，子どもを一生幸せにできる「鍵」であり，親が子どもに与えられる一番の贈りものである。

・澁井展子：乳児期の親と子の絆をめぐって―しあわせな人を育てるために，彩流社，東京，2017

● 日本産婦人科医会：育児支援ビデオ「赤ちゃんのふしぎな世界」

　　https://www.jaog.or.jp/news/video181019/（2019 年 12 月 3 日アクセス）

【3 か月】

● 乳幼児揺さぶられ症候群（Shaken baby syndrome：SBS）

　　乳幼児を激しく揺さぶるなど，暴力的な激しい外力が加わることで生じる。揺さぶられることで頭蓋内出血（とくに硬膜下出血）が起きることが多く，広範で重篤な脳実質の障害をひき起こすこともある。その他の所見に，強く揺さぶられること

による網膜出血などの眼外傷，強く握られたりぶつかることによる骨折や皮膚の内出血などがある。疑った場合は虐待として取り扱う必要がある。

・日本小児科学会：子ども虐待診療の手引き（第2版）　https://www.jpeds.or.jp/uploads/files/abuse_all.pdf（2019年12月3日アクセス）

【6か月】

● わらべうた

わらべうたはやさしく触れたり，くすぐったりするなど親子のふれあいの機会となり，大好きな大人に触られることで愛着関係を形成することができる。「触覚」から「運動感覚」「平衡感覚」を育むともいわれる。

「いっぽんばし」
　　いっぽんばし　こちょこちょ
　　たたいて　つねって
　　階段のぼって　こちょこちょこちょ

・山下直樹：「気になる子」のわらべうた，クレヨンハウス，東京，2018

● 厚生労働省：作成広報啓発DVD「赤ちゃんが泣きやまない─泣きへの理解と対処のために」

http://www.mhlw.go.jp/seisakunitsuite/bunya/kodomo/kodomo_kosodate/dv/nakiyamanai.html（2019年12月3日アクセス）

【7か月】

●「育てにくさ」の要因

① 子どもに起因するもの：発達障害，先天性疾患，後天性疾患，小児慢性特定疾病
② 親に起因するもの：月経前症候群（PMS），産後うつ病，マタニティブルーズ，統合失調症などの精神疾患，知的障害，子育て経験
③ 親子関係に起因するもの：親子の相性，多胎児，愛着形成
④ 親子をとりまく環境に起因するもの：貧困，父親・祖父母の協力不足，次の子の出産，転居

・厚生労働省：健やか親子21（第2次）ホームページ　http://sukoyaka21.jp/about（2020年3月16日アクセス）

【11 か月】

● 病児保育

　単に子どもが病気のときに，保護者に代わって子どもの世話をすることを意味しているわけではない。病気にかかっている子どもにとってもっとも重要な発達のニーズを満たすために，専門家集団（保育士・看護師・医師・栄養士など）によって保育と看護を行い，子どもの健康と幸福を守るためにあらゆる世話をすることをいう。

・日本病児保育協議会：トップページ　https://byoujihoiku.net/（2019 年 12 月 3 日アクセス）

【15 か月】

● 山本五十六語録

　やってみせ
　言って聞かせて
　させてみて
　誉めてやらねば
　人は動かじ

【18 か月】

● タイムアウト（Time-out）

　子どもが好ましくない行動をしたときに，楽しいこと・場所から一時的に離すというしつけの方法。

【3 歳】

● ことばの発達

・語彙数の発達

　1 歳半............................. 20 ～ 30 個
　2 歳..300 個
　3 歳...................................... 1000 個
　4 歳...................................... 1500 個
　5 歳...................................... 2000 個
　6 歳........................2500 ～ 3000 個

・品詞の発達

　名詞..1 歳

動詞（動作語）............................2 歳
形容詞 ....2 ～ 3 歳
副詞・疑問詞 ....3 ～ 4 歳

・5W1H の発達
Which ....1 歳 6 か月～ 2 歳
Who ....3 歳
What ....3 歳
Where ....3 歳 6 か月～ 4 歳
How to ....3 歳 6 か月～ 4 歳
When ....4 歳～

・ 前川喜平，小枝達也：写真でみる乳幼児健診の神経学的チェック法，改訂 9 版，南山堂，東京，2017

【小学校 2 年生】

● きょうだいげんかへの対応
理想的な親の対応は，
・できるだけ，けんかにかかわらない。
・子どもが親をけんかに巻き込もうとしたら「自分たちで解決策を考える」よう伝え，かかわらない（解決できるまで待つ）。
・子どもを比較しない（心のなかで比較してしまっても決して子どもの前で言わない，それを材料に責めない，どちらかだけかばわない）。
・自分たちで解決できたらほめる。
・双方に公平に接する。

　親がけんかに巻き込まれてしまっても，親が審判（「それはお兄ちゃんが悪いのよ」など）や指示（「それくらい我慢しなさい」「2 つに分ければいいでしょう」など）をしてはならない。難しいことだが，けんかの当事者それぞれの思いを傾聴するだけとする。けんかは感情のコントロール方法を教えるよい機会にもなるので，自分たちでけんかを中断する，または解決することができたときには，それぞれの行動をほめるとよい。

● レジリエンス（Resilience）
　「回復力，弾性」を意味し，とくに心理学領域においては Karen Reivich により「逆境から素早く立ち直り，成長する能力」と定義され，もともと人間に備わっている力であると説明されている。
　1970 年代には貧困や親の精神疾患といった不利な生活環境におかれた児童に焦点をあてて研究が進んだが，1980 年代から 2000 年にかけて，成人も含めた精神疾患

に対する防衛因子，抵抗力を意味する概念として徐々に注目され始めた。生物学的には，Dennis Charney らにより，コルチゾール，セロトニンなどの神経内分泌系の主たる機序である視床下部 - 下垂体 - 副腎系の関与が報告されている。また心理社会学的には，レジリエンスを構成する要素のうち，①自己認識，②自制心，③精神的敏速性，④楽観性，⑤自己効力感，⑥（人間関係，スピリチュアルな存在との）つながり，の6つがあげられている。また養育レジリエンスの研究では，親が子どもについての知識をもつこと，親への社会的支援，育児への親の肯定的な捉え方，が関与することが研究でわかってきている。

・Thapar A, Pine D, Leckman JF, et al (eds)：Rutter's Child and Adolescent Psychiatry, 6th ed, Wiley, 2015

【小学校 3 年生】

● ペアレンティング

子どもの行動を3つに分けることから始める。
① 望ましい行動，これからもやってほしい行動 → ほめる
② 望ましくない行動，嫌な行動，やめてほしい行動 → 無視する。その行動を子どもがやめたとき，すかさずほめる
③ 人を傷つける，ものを壊す，自分も危険にさらす行動，許しがたい行動 → 制限を設ける，「ダメ」と言う

それぞれ3つの行動に対して親の対応を一致させ，望ましい行動を増やし，やめてほしい行動や許しがたい行動を減らすようにはたらきかける。

・上林靖子，庄司敦子，森田美加：子どもの「困った行動」はお母さん次第で変えられる！―子育てが楽しくラクになるペアレント・トレーニング，PHP 研究所，京都，2014

【小学校 5 年生】

● 思春期のうつと対応

思春期の抑うつは中学生の約 10％にみられるとされており，見過ごされていることが多い。また抑うつはうつ病へ移行することもあり，とくに思春期には自我同一性や自尊心低下などから，抑うつ状態になる頻度は成人より高いとも考えられている。とくに思春期のうつの特徴として，苛立ちが目立ち，暴言，暴力などがみられることも特徴である。さらに自責の念が強く，希死念慮，自殺企図未遂などが生じたときは専門的な治療を要する。

治療のガイドラインを以下に示す。第一選択は，環境調整（休養，疾病教育など）および心理療法（心理教育など）であり，薬物療法に関してはプラセボ効果により修飾されエビデンスが高くないため第一選択にはならない。このような背景からも，思春期うつの要因としては精神病性うつのような生物学的因子以上に心理社会的因

子が絡んでの臨床症状であることが予測される。

① 全例に行うべき基礎的な介入
  ・生育歴を含めた患者背景・病態の包括的な理解，心理および疾病教育と環境調整，支持的な介入，家族への支援
② 必要に応じて選択される治療
  ・12歳以上ではエスシタロプラム，6歳以上ではセルトラリン（2019年の時点で保健適用なし），認知行動療法，対人関係療法

・日本うつ病学会気分障害の治療ガイドライン作成委員会：日本うつ病学会治療ガイドライン　Ⅱ. うつ病（DSM-5）/ 大うつ病性障害 2016　https://www.secretariat.ne.jp/jsmd/iinkai/katsudou/data/20190724.pdf（2019年12月3日アクセス）

【中学校1年生】

● 小児心身症

　　発症と経過に心理社会的因子が密接に関与し，器質的・機能的障害の認められる病態を呈するものを示す。とくに，子どもは心身の関係が未熟・未分化であり，精神的・社会的ストレスが身体症状化しやすく，抑圧という心理防衛機制は身体化を助長するといわれている。また，症状は特定の器官に固定しにくく全身反応性であったり，両親・環境の影響など状況依存性であり，それらの症状は易変性・一過性・可逆性・反復的，かつ情緒・行動上の問題を伴いやすい。要因は以下に分類されるが，一つの要因にとどまらず複数の因子が複雑に絡み合い身体の症状として表現されることがほとんどである。ケアのキーポイントととして重要なことは，悪者探し（要因を一つに絞る）を決してしないことである。

① 生物学的要因：基礎疾患，家族歴など遺伝的要因
② 心理学的要因：性格特性（誠実，強迫観念，神経過敏，不安定，心配性など），発達特性，知的発達の遅れ，心理的防衛機制など
③ 社会的要因：家族内不和（夫婦間力動，過保護，DV，柔軟性のない厳格な規則の存在，または無秩序，コミュニケーション不全など），逆境，ライフイベント，いじめ，学業上の問題など

　　心身症は小児科に紹介されることが多く，器質的疾患と転換性症状との鑑別を求められるが，その鑑別は容易ではない。ただし，13～46%に器質的疾患を有することがあるため基本的な身体診察と検査は必須である。またこころのストレスが身体化している見立てを受容できず生物学的・器質的疾患の存在に固執する親への対応には，綿密なフォローアップとぶれない態度で心身双方の診療を継続する。また小児心身症（不登校など適応障害のあるケースはとくに）の背景に心理的虐待の可能性があることを忘れてはならない。

・日本小児心身医学会：小児心身医学会ガイドライン集―日常診療に活かす5つのガイドライン，南江堂，東京，改訂第2版，2015

【中学校 2 年生】

● 自我同一性の獲得

　　自我同一性のベースは，ファミリアかストレンジかを区別すること（John Bowlby）に帰着し，この発達はすでに乳児期から始まる社会性の発達の一つである。しかしながら，ものの同一性は，個人の内面の同一性とは異なり，同一化と表され，パーソナルな同一化の意識的な感情を意味する。思春期のアイデンティティ獲得とは，成育史を含めて時間的に一貫した自分感覚および自己の同一と時間の流れのなかでの連続性を直観的に知覚するという自我の「一貫性」と，周囲の他者や同年代の経験の本質的な部分を共有している感覚，ならびに自己の同一と連続性を他者が認知しているという事実を知覚「斉一性」という 2 つの課題を含むことで，乳児期の万能感による自己愛的確認という心性とは異なる。自己の単一性（自分は自分だ）と社会的承認とが一致する体験を通してより一層現実的な自己評価を高める時期（独りよがりのものではなく，社会がそれでいいという感覚を含んでいるということ）であることが思春期におけるアイデンティティであるため，メタ認知の発達とあいまってより葛藤が生じやすく混乱する。子ども時代の終わりにはすべての同一性の各構成要素が集合して最終的なまとまりを獲得するが，実はこれはなかなかの大きな精神内的作業であることを私たちは理解する必要がある。自我の強さの表面的な動揺にもかかわらず行動の成長潜在力を秘めているという特徴を備えながら葛藤が増大する正常発達の一段階でもある自分が何ものなのかわからなくなることを思春期危機（identity crisis）・同一性拡散症候群という。あたかも何らかの深刻な精神疾患を抱えているように考えられる状況であるが，それは思春期心性の一側面でありその葛藤の克服が思春期の発達課題獲得につながるため，この時期の対応としては，信頼関係構築につとめ，精神病圏の症状の出現に注意しながら，経過をみていく必要がある。

● 子どもの希死念慮

　希死念慮のアセスメントを以下の手順に従って面接を行う。
　　1. 生まれてこなければよかったと思うときはありますか。
　　2. 死にたいと思うときはありますか。
　　3. どうやったら死ねるのか調べたりしたことがありますか。
　　4. 実際にそれを準備しましたか。
　　5. 実際にそれを実行したことはありますか。

　いずれの状況においても，死にたくなるほどつらい気持ちが存在することを否定しないこと，目の前のあなたの存在そのものが大事でありかけがえのない存在であること，そのように感じている人は一人ではないことを真剣に伝える。4，5 があてはまる場合は，決して再度行動に起こさないように約束をし，気持ちがつらいと

きの対応策（ストレスコーピングおよび自殺などの相談窓口），家での見守り体制の指示を行いつつ，精神科，心療内科につなげる。つなげるまでは必ず定期的な面談を行う。

　リストカットなどの自傷行為は，他者の注意をひくための未熟な行動として軽視されがちであるが，自殺既遂と同じスペクトラムにあることを念頭におき，上記の心理教育（自分を痛めつけたくなるほどにつらい感情が存在することを否定しない）を行い，自傷や他害以外の方法で，つらい気持ちをコントロールできるように一緒に考えよう，とことばかけを行う。

・青木省三，宮岡　等，福田正人（監），山登敬之（編）：特別企画　思春期の"悩み以上，病気未満"（こころの科学175），日本評論社，東京，2014
・田中恭子：思春期心性とは．小児科 59：487-495，2018

アドバンス編
～もっとくわしく知りたい方へ～

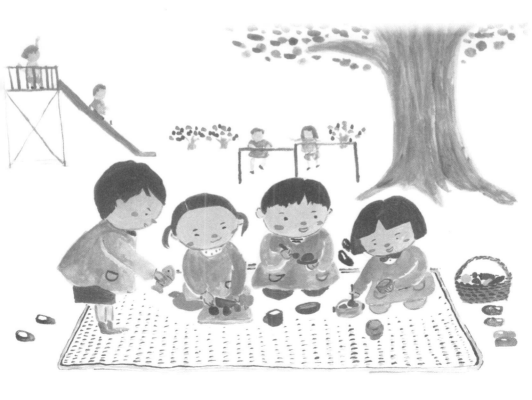

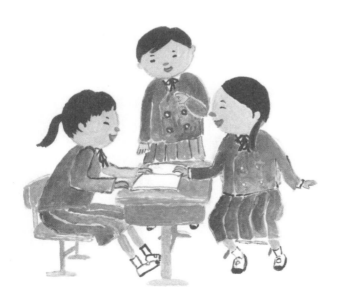

前の章で紹介した，それぞれの月齢・年齢への「ことばかけ」の背景には，子どもの発達，親としての成長，家族の成長，夫婦としての成長，子どもの健康に影響を及ぼす社会的要因が密接に関係している。この章では，その詳細について解説する。

1.　子どもの発達

1）1 か月〜1 歳

　出生直後は自分の生理的，身体的欲求を子どもは自力で満たすことはできず，泣いて親に助けを求める。親に抱かれて授乳されると新生児は親の働きかけに反応して視線を合わせ（アイコンタクト），声やにおいを識別するなど，ある程度の親子相互関係が成立する。乳児は生後 3 か月になると周囲のものを視覚的に把握し始め，追視や社会的微笑が現れる。生後 8 か月になると親とほかのものとの違いを認識するようになり，人見知りが始まる。

　乳児期初期から生理的・身体的欲求が満たされるプロセスをくり返すことで，子どもにとっての精神的安らぎが与えられる。そして，自分の存在を肯定的に捉え，自分がおかれている世界や親がくれるものへの信頼感が養われていく。ボウルビー（John Bowlby，1907 〜 1990）は，乳児が親に愛着をおぼえるのは食欲などの生物学的本能を満たすだけではなく，母親への愛着行動自体が根源的欲求であるとし，これをアタッチメントとよんだ。またエリクソン（Erik H. Erikson，1902 〜 1994）は，子どもが泣いて知らせた要求に対して親が適切な対応をとることで子どもと親との信頼関係が構築され，自分の欲求が満たされないときは不信の感覚を芽生えさせることを指摘した。この時期に培われる自己と他者への信頼感は，その先の人間関係に大きな役割を果たすといわれている。

・田中恭子：予期的ガイダンス．小児科 51：1746-1751，2019
・ジョン・ボウルビイ（著），作田　勉（翻訳）：ボウルビイ 母子関係入門，星和書店，東京，1981
・E.H. エリクソン，J.M. エリクソン（著），村瀬孝雄，近藤邦夫（訳）：ライフサイクル，その完結，増補版，みすず書房，東京，2001

　アタッチメントや基本的信頼感の形成を促すために，出生直後より，子どもとの接し方を親に助言しておく必要がある。具体的には，抱き癖を心配することなくたくさん抱っこしてあげてもいいこと，子どもに笑顔で向かい合うこと，

とくに授乳中には目を合わせること，などを伝えておきたい。また，子どもの泣きを肯定的な表現で伝えたい。生後6か月を過ぎると，生理的・身体的要求に加えて情緒的な要求も芽生え，泣きの内容が複雑になり親を悩ませるため，泣きやませ方を早めにいくつか準備するよう勧めておく。また，夜泣きは1歳くらいまでにはなくなってくるという見通しも伝えておくと親が安心できる。

　遊びは泣き止ませる方法の一つにもなり，子どもにとって運動・認知・情緒のさまざまな発達に寄与する。スキンシップから始まり，うつ伏せや座位などの姿勢を変える運動，おもちゃを介して触る・聞くなどの感覚刺激，情緒面に対して絵本の読み聞かせやまねっこ遊びなど，月齢に合わせた遊びを紹介する。とくに運動発達は目に見える変化であるとともに，遊びを観察するなかで発達に課題をもつ子どもの特徴を示すこともあることから，体を使った遊びを実践するよう早期から指導する。また，子どもとかかわる際のことばかけはていねいであること，子どもに「ダメ」と言わないことばかけを習慣にし，叩かない育児（体罰禁止）を推進する。

・内閣府男女共同参画局長，厚生労働省子ども家庭局長：児童虐待防止対策の強化を図るための児童福祉法等の一部を改正する法律の公布について　https://www.mhlw.go.jp/content/01kaisei_tsuuchi.pdf（2019年12月3日アクセス）

2）1〜3歳

　歩くこと，話すことという人間固有の機能の発達がみられる時期である。自分の意思や考えを他者に伝えるとともに，人間的コミュニケーションへの欲求も芽生える。離乳は親からの独立，自律への出立と捉えられる。この時期の子どもの行動は直感的で，思考は自己中心的である。自己中心的な考え方は，まだ自分の立場からしかものごとをみることができないからであり，わがままではないことを親に理解してもらう。

　子どもは，自分の要求のすべてが通るわけではないことや，生活にはルールがあることに気づき，それらに対して「イヤ」という自分の意思を示すようになる。自己表現ができることばが十分に発達していないため，感情をかんしゃくの形で表現することもある。いわゆる「イヤイヤ期」であり，その対応としてはまず，望ましくない行動は無視すること，ほかのことに気持ちを切り替えさせることである。気持ちの切り替えには，生活リズムを整え，「次は○○」と予告をして生活の流れに見通しをもたせる。簡単なお手伝いをしてほめられる

喜びを知っている子どもは，自分自身での感情や行動の切り替えが早い。ほめられることは，その後の子どもの達成感や自己肯定感，自律性獲得にもつながることから，役割のあるお手伝いを与えることが大いに役立つ。また，要求を伝えられるように指さしや単語での表現を促し，日頃から「ことばのシャワー」を子どもに浴びせてことばを育む。ことばの発達としては，3歳頃には「今日はどうやって来たの？」の質問で，助詞を含んだ円滑な会話ができるようになる。
・秋山邦久：臨床家族心理学―現代社会とコミュニケーション，福村出版，東京，
　2009

3）4～6歳

　4歳以上では，創造力・判断力・自発性がさらに発達し，因果関係も理解し始める。また，適切に社会行動を行う知性が育ち，ものごとの誤りを認識できるようになり，自己のコントロールもできるようになってくる。一方で，乳児期のようには動いてくれなくなり，親によるコントロールが難しくなってくるため，この時期の親の課題は子どものしつけである。子ども自身が，ちょっと我慢ができるようになり，自分のことは自分でできるようになっていくためには，子どもと親が愛情の絆で結ばれている必要がある。親を喜ばせたいという気持ちが子どもの自律性を促す。

　子どもの課題としては，就学を意識した身辺自立を目指す。トイレが使え，服の着脱では服の裏表・前後がわかり，身だしなみの確認，箸を使った食事，1日の生活の準備ができるようにする。学習準備としては，ひらがな，カタカナ，数の概念の習得や，絵本から児童書への移行を目指していく。また通学の準備としては，交通ルールを含めた公共のルールも日常生活で教えておく必要がある。これらを進めるためには，親も子どもと向かい合う時間を確保することが必要となる。

　この頃には恥の感情が芽生える。要求された行動がうまくできない場合，子どものなかに自分はダメだという否定的なイメージが生じる。恥の感情を克服していくために，この時期にはルールのある遊びや勝ち負けのある遊びを取り入れたい。負けることによって自尊感情が傷つき子どもがその遊びを嫌がる場合には，負けても勝っても"楽しい"を共有できる工夫をする。

4）小学校1年生～小学校3年生

　勤勉さを育む時期である。就学により生活リズムに変化があるため，改めて

子どもの生活リズムを確認する。とくに朝食をとる習慣は子どもが大きくなり自活するようになるまで見守りたい。また，子ども自身が宿題や遊びの時間，お小遣いのやりくりを計画的に行っていけるように，さらに予定を立ててそれらの準備ができるように助言する。たとえば，机の整理や自室の片づけの習慣化はよい練習となる。最初は大人と一緒に片づけの計画や準備をし，実際に片づけを行う際は子どもが一人でできることには大人は手を出さず，子どもが一人でできるようになるのを見守るといった手順で行う。できていたことをしなくなったときには，再度大人が一緒にやる。そのくり返しが子どもの勤勉さを育てることになる。学習に関しては子どもの得意・不得意を理解し，得意なことを積極的に伸ばし，不得意なことは工夫して通過させる。不得意なことの克服を目標にすると，自己肯定感もモチベーションも下がるので気をつける。

　小学校 2 年生のことばかけにある「お友だちは何人？」という問いは，同年齢の友人関係が作れているかという質問であって，友人の数を問うているわけではない。親や子ども本人が不安になってしまう場合があるため，友だちはたくさんいなくても大丈夫であることを伝える。同じく小学校 2 年生のことばかけにある「九九はどの段が好き？」という問いでは，子どもの学習への意欲と達成感を知ることができる。時にこだわりなどの特性を聞き出すことにもつながる。小学校 3 年生のことばかけにある「学校はどう？」という問いでは，オープンクエスチョンで語彙数や表現力などの言語能力を確認したり，学校での集団生活への適応状況を知ったりすることができる。

5）小学校 4 年生～小学校 6 年生

　10 歳前後になると，しだいに自分の性格や能力などを他者と比較して，「自分はそれほどできるわけではない」「自分はみにくい」などと感じ，劣等感を抱くことが増える（メタ認知の発達）。また，責任感や自立心が強くなり，親から独立して自身で意思決定することを好むようになる。学校や課外活動で役割を担うようになり，同年代の子ども（多くは同性）とグループ活動を楽しみ，友だちとの時間，関係が重要になる。こうした変化を「10 歳の壁」とよぶ。

　この時期のかかわり方のポイントは以下のとおりである。

① 栄養，運動，安全に対し，「自分の健康は自分で守る」という意識を子どもがもてるように，子どもにきちんと話すこと。

② 自分がやりたいと思うことに一生懸命取り組むこと。困ったら信頼できる大人に相談し，助けを求めることができること。

③ 誰でも不安になったり悲しくなったりすることがある。気持ちに気づいて誰かに話すと気持ちが楽になることをアドバイスする。

④ 達成心，責任感，何かに貢献できたという感覚を積み重ねると，自尊心（自己肯定感）が高くなる。親自身が，約束を守る，時間を守る，やるべきことを果たすなど，見本となる行動を示すこと。

⑤ 親が批判的で過度な期待を押しつけたり，逆に無関心だっだりすると，子どもの自尊心を傷つける。

⑥ 学校での困難感が増す場合，学力・行動・情緒などの問題があると考えられ，いずれの場合にも，できるだけ早くに介入・支援が必要である。

6）中学校1年生〜高校3年生

　思春期まっただなかであり，身体的，心理的，社会的に混乱が生じる時期である。身体的には大人に近づき体格はほぼ大人と同じになるが，大人と同等の役割や権利までは与えられず，経済的にも自立できていない状態のため，自己の葛藤や混乱が起きる。親や社会により決められた枠組みのなかに自分の欲求をおさめることに苦労するのも特徴である。また，男女ともに内側から沸き起こる性的衝動や性への興味に対して，そのような自分を不潔と感じ罪悪感をもつこともある。精神的に生じる大きな揺らぎは，親ではなく，同性仲間との親密な交流により徐々に緩和され，受容されていく。親離れ，子離れの時期であり，親子が対立しても親の力だけではその対立を修正できない時期になる。この時期の子どもと面接をする際は，指示する立場からではなく，中立的な態度で，真剣に話を聞くことが求められる。また，子どもの回答に対し安易に批判や判断をすることは避け，質問に答えてくれているその行動をねぎらい，励ますことで，話す，相談する，という他者への援助希求性に属する行動に子どもが自信をもてるよう支援する。

・笠原麻里（責任編集），齋藤万比古（総編集）：子どもの人格発達の障害（子どもの心の診療シリーズ6），中山書店，東京，2011

　以下に，『Neinstein's Adolescent and Young Adult Health Care: A Practical Guide』に記されている，思春期の子どもを面接する際のこつを示す。

- 必ず思春期の本人だけで面接する時間をとる。
- 思春期には親には知られたくない秘密の話があり，本人が面接の主体であることを確認するステップが必要である。
- 本人と親の両者がいる場では共有すべき情報の確認をすることが大事である。
- 導入ではリラックスできるような工夫をする。
- 秘密の保持に関して話し合う。
- 自傷や他害などの危険性があると判断される場合は，「あなたを守りたいからこの内容を適切な人に伝えたい」ということを確認する。
- 主訴に沿った質問をする（本人が問題と思っているのか，親だけがそう思っているのか）。
- まとめとして，心配ごとについての確認を行う。
- 秘密以外の事項は親と一緒にまとめる。
- プラスの面を強調し，説教や諭すということは避ける。
- 行動は批判しても本人は批判しない。
- なぜ心配するのかを，できれば医学的に説明する。
- 一般的には面接者はしゃべらないほどよく，面接中にデリケートな質問をする際はカルテを書いたりしない。
- 直接的な質問の前に一般的な質問をする。
- 医療者の役割と目的を認識する。
- 親の代理でも仲間でもない姿勢を維持する。
- 画一的な押しつけは避ける。
- 本人が自ら結論にいたる支援をする → 行動変容につながる。
- 必要に応じて本人の代弁者として機能する。
- 表情やジェスチャーなど，ことば以外の方法で気持ちを伝える。
- 積極的な聞き役になり，本人の視点を理解する。
- 文脈のなかでなぜそのように行動したのかを考え表現を促す。
- 隠された意図に気づく（自傷行為など心のSOSを解釈し，説明を試みる）。
- デリケートな話をした後への配慮を忘れない（「話してくれてありがとう」「とてもじょうずにことばにしてくれたね」など）。
  - Neinstein LS, Katzman DK, Callahan T, et al（eds）: Neinstein's Adolescent and Young Adult Health Care: A Practical Guide, 6th ed, LWW, 2016

・岡　明：思春期の心に向き合うプライマリケア．日医師会誌 146：553-556，2017

7）18 歳以降

　思春期後期には，体格はほぼ成人と同様になり，異性との対比により自己を
つくる段階となる。「このからだ，この顔や，この自分を受け入れて，自分の人
生をやっていこう」とする，自我同一性，アイデンティティが確立し，自分な
りの将来像を思い描き，現実外界において自己の位置を獲得するようになって
いく。また，新たな友人や恋人との関係を築くとともに，家族という長期的・
安定的な関係を通し，「愛着」という力をさらに発展させていくことが，この時
期の発達課題の一つである。最近の神経生理学的研究より，思春期は 24 歳まで
という報告があることをふまえると，すべてを自己決定理論に結びつけて個人
に自己責任を負わせる考え方のほかにも，悩みや困難を社会で一緒に考えてい
くという考え方や取り組みがあることを情報として伝えていく。

　・第 3 章　精神の発達・加齢と精神保健．大熊輝雄（原著），「現代臨床精神医学」
　　第 12 版改訂委員会（編）：現代臨床精神医学，改訂第 12 版，金原出版，東京，
　　2013

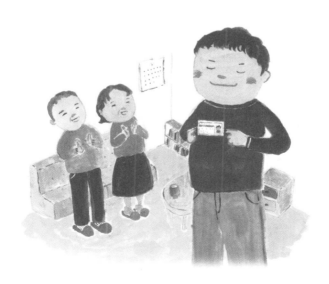

Column 🖉 【1か月】おしゃぶり

　おしゃぶりは母乳栄養にどのように影響するのでしょうか？　おしゃぶりに関する研究は過去に多く行われています。Cochrane Database のシステマティックレビューでは，「母乳栄養の希望のある母親と健康な正期産の新生児において，生後4か月までの調査では，おしゃぶりは完全母乳栄養および部分母乳栄養（混合栄養）の期間に影響しない」と報告されました。「経口摂取困難のある早産児において，おしゃぶり使用が経口摂取移行への時間を短縮した」という報告もあります。WHO（世界保健機関）は「出産施設における母乳支援のガイドライン」のなかの「母乳育児成功のための10か条」で，母乳栄養が確立する前のおしゃぶりの使用を推奨していません。また，同ガイドラインは退院後のおしゃぶりの使用に関しては上記レビューに言及しつつ，さらなる調査が必要であるとしています。米国小児科学会は，おしゃぶりに害はなく乳児突然死症候群（sudden infant death syndrome：SIDS）のリスクが減少するとして，おしゃぶりの使用を禁じてはいません。ただし，健康な正期産の母乳栄養児においては，乳首混乱（nipple confusion）を避け母乳栄養を確立させやすくするために，おしゃぶりの使用は生後3〜4週間以降に開始するよう推奨しています。

　また，おしゃぶりを授乳・哺乳の代替として使用しないこと，おしゃぶりを使うか使わないかは赤ちゃんに決めさせることを親がきちんと理解して使用することが大切です。また，おしゃぶりに紐をつける場合，紐による窒息事故が起こらぬよう注意喚起しましょう。

・Jaafar SH, Ho JJ, Jahanfar S, et al：Effect of restricted pacifier use in breastfeeding term infants for increasing duration of breastfeeding. Cochrane Database Syst Rev 2016;（8）:CD007202
・Foster JP, Psaila K, Patterson T：Non-nutritive sucking for increasing physiologic stability and nutrition in preterm infants. Cochrane Database Syst Rev 2016 Oct 4;10:CD001071
・American Academy of Pediatrics：Pacifier Safety　https://www.healthychildren.org/English/safety-prevention/at-home/Pages/Pacifier-Safety.aspx（2019年12月5日アクセス）
・American Academy of Pediatrics：Pacifiers: Satisfying Your Baby's Needs　https://www.healthychildren.org/English/ages-stages/baby/crying-colic/Pages/Pacifiers-Satisfying-Your-Babys-Needs.aspx（2019年12月5日アクセス）

Column ✏️ 【6～7か月】歯と発熱

　古来より，生後6～7か月頃の乳児に生じる発熱は「知恵熱」「歯牙熱」とよばれ，「知恵がつき始める頃」や「歯が生える頃」の熱の存在はよく知られていました。英語では teething fever とよばれます。1909年には「熱の原因としての歯の萌出（Teething as a cause of fever）」というタイトルの文章が発表されており，赤ちゃんの歯の萌出と熱の関係はずっと昔から不思議に思われていたことがうかがえます。1980年代には歯の萌出とウイルス感染の関連についての報告があり，さらに2000年代には歯肉溝浸出液中のサイトカインレベルが高くなるという報告も発表されています。米国小児歯科学会は，最初の歯の萌出に伴う症状として，歯が生えてくる場所の違和感，不機嫌，よだれが生じうるとしていますが，とくに体温については報告していません。最近のシステマティックレビューによると，歯の萌出と関連すると過去に報告された症状には，指を吸う，食欲不振，睡眠時のぐずつき，鼻汁，体温上昇があります。このレビューでは，歯の萌出と体温上昇（ただし熱とはみなせない程度の36～37℃台での上昇）は関連すると結論づけています。

　ちょうど歯が萌出する月齢には，ウイルス感染症による発熱を呈することは珍しくありません。歯が生える時期であっても38℃以上の発熱は「歯牙熱」とはいいがたく，きちんと子どもの全身状態を評価し，ウイルス感染症などの可能性の評価をする必要があります。

・Teething as a Cause of Fever. Hospital（Lond 1886）46（1200）：490, 1909
・Massignan C, Cardoso M, Porporatti AL, et al：Signs and symptoms of primary tooth eruption: a meta-analysis. Pediatrics 137：e20153501, 2016
・Bennett HJ, Brudno DS：The teething virus. Pediatr Infect Dis 5：399–401, 1986
・Shapira J, Berenstein-Ajzman G, Engelhard D, et al：Cytokine levels in gingival crevicular fluid of erupting primary teeth correlated with systemic disturbances accompanying teething. Pediatr Dent 25：441–448, 2003

Column ✏️ 【12か月〜4歳】かんしゃく

　かんしゃくは生後12か月〜4歳の子どもによくみられる行動で，多くの親が悩む問題です。激しく泣く，親を叩く・押す・引っ張るなどの行動として現れます。親によってはかんしゃくに感情的に対応してしまうこともあります。一方で，医療者にとっては，「かんしゃくはよくあること」と受け流してしまい，適切な指導・助言なく放置してしまうこともあります。

【医療者が最初にすべき指導】
　・親へ「かんしゃくは正常の発達過程で生じるもので，異常な行動ではない」と説明し安心させる。
　・親に「かんしゃくが起こるきっかけ」を観察してもらう。
　・生理的欲求（おなかがすいた，眠い，のどが乾いた，疲れた）をかんしゃくが起こる前に気づき対応する。
　・親自身が「かんしゃく（怒鳴るなど）」を起こさずによい行動の見本となる。
　・子どもに体罰を与えない。

【医療者がすべきかんしゃくの評価】
　・その子どもの発達歴，家族歴，社会歴をきちんと聴取する。
　・正常なかんしゃくとそうでないかんしゃくを区別する（表）。

表　正常なかんしゃく，正常ではないかんしゃく

	正常なかんしゃく	正常ではないかんしゃく
年齢	生後12か月〜4歳	4歳をこえて続く
かんしゃく中の行動	泣く，手足をばたばたさせる，床にひっくり返る，押す，引っ張る，かみつく	かんしゃく中に自傷または他傷行為に及ぶ
持続時間	15分まで	15分以上
頻度	1日に5回まで	1日に5回以上
機嫌	かんしゃく後は機嫌が戻る	かんしゃく後も不機嫌が続く

（Danielsら，2012より翻訳・一部改変）

　かんしゃくの評価でもっとも大切なのは発達歴と社会歴です。家庭内のストレス（家庭内不和，親の疾病など）の存在も，かんしゃくを増悪させます。かんしゃくの経過を詳しく聴取し，子どもの発達年齢や社会歴と照らし合わせて「正常なかんしゃく」（あるいは妥当なかんしゃく）かどうかを評価します。「正常ではないかんしゃく」の場合，発達特性の存在や精神疾患の存在を疑う必要があります。かんしゃくのコントロールがまったくできない，という場合には，親のかんしゃくへの対応が不適切すぎるゆえにかんしゃくが増悪している可能性も考慮します。

【かんしゃくへの適切な対応】

1. かんしゃくが起こる前に予防する（かんしゃくのきっかけとなりそうなものを排除する，選択肢を与えて選ばせる）　→ 例1
2. かんしゃくを無視する（効果はあるが実行は難しいこともある。周りの大人が同じ対応をすることが重要）→ 例2
3. かんしゃくに屈しない（かんしゃくに負けて子どもの要求をのまない・ご褒美をあげない）→ 例3，例4
4. 親はかんしゃくを起こしている子どもから離れる，かんしゃくが収まったら子どものところに戻る。
5. かんしゃくのために自傷・他傷行為をするときは，子どもを固く抱きしめる。
6. 次のかんしゃくを防ぐためにどうすればよいか考える。

【不適切な対応例】

（ここではお菓子を例にしていますが，ハサミやカッターなどの危ないものや，テレビなどもよくかんしゃくの原因になります）

例1　**部屋にお菓子がある → 子どもが「食べたい！」と泣く → （親）「もうご飯だからだめ！」→ かんしゃく**
お菓子を見えないようにしまっておけば，このエピソードは生じなかったはず。

例2　**かんしゃく中の子どもを叱りつける・理屈で説得しようとする**
かんしゃく中は，叱られる理由は子どもに聞き入れられません。親が自分に注意を向けてくれたというご褒美になるので逆効果です。かんしゃくという行為そのものを無視しましょう。

例3　**最初は「今はお菓子ダメなの！」→（子ども）泣き続け，わめき続ける →「もう～うるさいな！　じゃあ少しだけあげるから」**
かんしゃくを起こすと要求が通ることを学習し，今後のかんしゃくがさらにひどくなります。

例4　**母親はかんしゃくを無視しようと頑張っていますが，そこにひょっこり現れた父親が「こんなに泣いてかわいそうだろ！　お菓子くらいやればいいだろう」とお菓子をあげてしまう**
子どもは泣き止みますが，次回は父親の前でかんしゃくを起こすでしょう。さらに夫婦間にもわだかまりが生じます。同居の祖父母がかんしゃくの相手をしてしまうことで対応が難しくなる場合もあります。

・Marcdante KJ, Kliegman RM：Temper Tantrums. In Marcdante KJ, Kliegman RM（eds）：Nelson Essentials of Pediatrics, 8th ed, Elsevier, Philadelphia, pp43–45, 2019
・Daniels E, Mandleco B, Luthy KE：Assessment, management, and prevention of childhood temper tantrums. J Am Acad Nurse Pract 24：569–573, 2012
・Lissauer T, Carroll W：Child and adolescent mental health. In Lissauer T, Carroll W（eds）：Illustrated Textbook of Paediatrics, 5th ed, Elsevier, Philadelphia, pp424–441, 2018

タイムアウト（Time-out）の具体的な実行方法と注意点

　タイムアウトは医学的にもよく研究され効果的なしつけの方法です。しかし，実際に行うのは難しいことが多く，親へ医師から指導する際には目的と注意点を伝えるとよいでしょう。

【タイムアウトの目的】

　タイムアウトの目的は，好ましくない行動をしたときに，楽しいこと・場所から体ごと離し，周囲からの関心も向けられない状況にすることで，好ましくない行動をしないよう行動変容させることです。「罰として子どもが嫌がることを長くさせる」ことではないことをきちんと親に伝えることが重要です。

【具体的な実行方法】

　好ましくない行動（たとえば子どもが親や兄弟を叩く・蹴る・噛むなど）が発生した場所から，家のなかの決めた場所に子どもを連れて行き一定時間その場所で過ごさせます。おもちゃやテレビのない場所においた椅子に座らせる，部屋のすみに壁を向かせて立たせるといった方法があります。年長児で自分の部屋がある場合には，自分の部屋にひとりで行かせるのでもよいでしょう。必ず安全な場所をタイムアウトの場所に選びます。

【タイムアウトの時間】

　タイムアウトの時間は1～5分間です。普段から2～3分間以上座ることができない子どもには，30秒間で十分です。子どもが「時間が過ぎること」の感覚を理解できるようになったら，2分間までのばしてもよいです。5歳頃になり，「1分と5分の違い」を理解できるようになったら，2分間以上としてもよいでしょう。親が覚えやすいので1歳＝1分，2歳＝2分，3歳＝3分…と指導することもあります。子どもが「タイムアウトの間続けていられる行動（座る・立つ）」ができる時間の長さで，毎回同じ秒数・分数で行うことが重要なので，何分かにこだわる必要はありません。

【親が注意すべき点】

・タイムアウトを必要とする「好ましくない行動」は何かをしっかり決め，いつも同じ対応をする（例：人を叩く，ものを人に投げる）。
・タイムアウトを行う前には警告する（例：「叩くのをやめないならタイムアウトをしますよ」）。
・「好ましくない行動」に対して，大人（たとえば父親と母親）は常に同じ対応をする。
・タイムアウトの場所，タイムアウトの間の行動内容（例：椅子に座る，立つ，自分の部屋に行く），時間の長さを常に同じにする。
・タイムアウト中にタイムアウトの場所を離れたら，もう一度タイムアウトの場所へ戻し，最初からやり直す。

【よくある失敗】

▶ タイムアウト中に椅子から立ち上がる，部屋から逃げる，遊んでいた場所に戻ってくる

原因 1 & 対応：親が決めたタイムアウトの時間が子どもにとって長いことが予想されます。時間を短くしましょう。

原因 2 & 対応：タイムアウト中に親が子どもに注意を払うと，有効にタイムアウトできません。タイムアウト中にちらちら子どもを見に行くことや，タイムアウト中に叱りつけることも子どもに注意を払っているので逆効果です。タイムアウト中は子どもに一切注意を払わないようにします。

▶ タイムアウトの場所で遊んでしまう

原因 & 対応：タイムアウトの場所に誘惑が多いと，しつけにはなりません。タイムアウトの場所には子どもにとって楽しいもの（おもちゃ，テレビ，お菓子）をおかないようにします。

▶ タイムアウトしようとするとかんしゃくを起こす

原因 & 対応：タイムアウト開始前に親が感情的に叱りつけたりすると，行動をやめる前にかんしゃくが起きることがあります。好ましくない行動に対して一言警告を与え，それでもその行動が続く場合，親は感情的にならずに「タイムアウトです」とだけ伝え，タイムアウトの場所へ子どもを連れて行きます。

・ American Academy of Pediatrics；Voigt RG, Macias MM, Myers SM：Developmental and Behavioral Pediatrics, 2nd ed, American Academy of Pediatrics, Elk Grove Village, pp47–48, 2018
・ American Academy of Pediatrics：How to Give a Time-Out　https://www.healthychildren.org/English/family-life/family-dynamics/communication-discipline/Pages/Time-Outs-101.aspx（2020 年 2 月 5 日アクセス）
・ 阪下和美：コラム No. 14　タイムアウト（Time-out）とは？　正常ですで終わらせない！子どものヘルス・スーパービジョン，東京医学社，東京，pp137–139，2017

Column ✏️ 【幼児期】赤ちゃん返り

　幼児期の子どもに新しいきょうだいができると，赤ちゃん返りが起こることがあります。「母親が自分よりも赤ちゃんに時間を費やしている・愛情を注いでいる」と嫉妬する気持ちから生じ，赤ちゃんのいる新しい環境にうまく適応できないときに「赤ちゃん返り」とよばれる症状が出現します。母親にべったりして離れなくなる，トイレトレーニングが完了していたのにお漏らしをする，かんしゃくがひどくなる，指しゃぶりをする，哺乳瓶で飲みたがる，などがあります。

　赤ちゃん返りへの対応を記載します。もうすぐ赤ちゃんを産まれる，という家庭があれば，ぜひ医療者から助言してみてください。

【妊娠中からできる対応】
・上の子（年長児）にこれから生まれてくる赤ちゃんについて話しておく。
・年長児が生まれたときに家族がどれだけ嬉しかったかを一緒に思い出す（年長児と一緒に写真を見るなど）。
・赤ちゃんはたくさん泣く・眠る・おむつを汚す・抱っこが必要であることを説明する。
・赤ちゃんが生まれても，年長児が愛されていて大事であることに変わりはないことを説明する。
・赤ちゃんを迎える用意を一緒にする（部屋の模様替えや衣類選びなど）。

【赤ちゃんが生まれてからできる対応】
・年長児が安全にできる赤ちゃんのお世話を手伝ってもらう。
・誰かから赤ちゃんへの贈りものをもらったときには，年長児にも親からなにか特別な贈りものをする。
・年長児と一対一で過ごす時間をもつよう努める。
・家庭内で，赤ちゃんに関すること以外についても話す。
・親戚や友人が赤ちゃんに会いに来たら，年長児にも話しかけたり遊んでくれるようお願いする。

【赤ちゃん返りが起こってしまったときの対応】
・年長児が問題行動を起こしていないときはほめる。
・よくない行動は無視する。
・年長児に赤ちゃんができてどんな気持ちなのかたずね，思いを傾聴する。
・よくない行動に対して罰を与えない。

・Mayo Clinic：New sibling: Preparing your older child. https://www.mayoclinic.org/
healthy-lifestyle/childrens-health/in-depth/new-sibling/art-20044270（2019 年 12 月 6 日
アクセス）
・American Academy of Pediatrics：How to Prepare Your Older Children for a New Baby
https://www.healthychildren.org/English/ages-stages/prenatal/Pages/Preparing-Your-
Family-for-a-New-Baby.aspx（2019 年 12 月 6 日アクセス）

Column ✏️ 【9か月以降】睡眠の発達と「夜泣き」

　子どもが自分で眠り直す力をもっていることは重要ですが，その重要性はあまり知られていません。「眠る」練習をしてもらうために，1か月健診では「赤ちゃんを布団に入れるタイミング」を指導するとよいでしょう。親の多くが，赤ちゃんが完全に眠り込むまで授乳・哺乳をしたり，抱っこのままで過ごしたりします。しかし実は，赤ちゃんが少しうとっとした時点で布団に入れて，自分をなだめながら眠りを開始できるよう赤ちゃん自身に頑張ってもらうのが適切です。すなわち，親が「寝かしつける」のではなく，赤ちゃん自身が「眠りにつく」のです。これができるかどうかで，月齢が経つと大きな違いが出るようになります。

　乳幼児の睡眠サイクルの間に生理的な覚醒が何度も起こります。自分自身をなだめて眠りを開始できる子どもは，このように覚醒しても自分自身ですぐに眠り直せます。これがより長いまとまった睡眠へとつながるのです。ですが，これができないと自分だけでは眠れない，という状況になるのです。

　夜泣きは育児のよくある困りごとの一つです。一言で夜泣きといっても，月齢と発達段階によってその意味は異なります。出生～生後2か月頃までの夜泣きは，必要なエネルギーを補給するため，つまり母乳を飲むために覚醒します。この時期の睡眠サイクルは1～2時間で，生きる・成長するための生理的な反応として，泣いて起きるのです。睡眠の練習がじょうずにできると，生後4か月頃には4時間ほど続けて眠ることができるようになります。また，生後6か月までに夜間の授乳は0～2回ほどになります。乳児期前半の夜泣きは，エネルギー補給のための覚醒と，親に対する空腹の訴えを意味しているのです。

　実際，育児のうえで悩みとなるのは生後9か月以降に起こることの多い「夜泣き」です。生後9か月になると，object permanence（人やものが視野内にない状態でも「ある・いる」と理解すること）が発達し，cause and effect（原因と効果＝あるアクションがほかのアクションをひき起こすこと）が理解できるようになります。さらに同じ頃から分離不安が生じてくるので，ふと夜起きて自分で眠り直しができなかったときに，「自分が暗い部屋に一人，お母さんは見えないけど近くにいるはずだ」ということを理解できるようになります。この結果，夜泣きが生じるのです。夜泣きのときに，自分で眠り直すことを促さずに親が寝かしつけてしまう（具体的には授乳・哺乳する）と，なかなか夜泣きが治らない原因になります。健康な乳児であれば，必要なエネルギーは日中十分に摂取できているはずなのですが，多くの親が「おなかがすいている」と勘違いして，夜泣きを母乳・ミルクの力で抑えてしまうのです。この場合のcause and effectは「泣けばおっぱい・ミルク（自分をなだめて寝かせてくれるもの）がやってくる」です。この対応を続けると，夜泣きは生後18か月をこえても続くことがあります。

・Bathory E, Tomopoulos S：Sleep regulation, physiology and development, sleep duration and patterns, and sleep hygiene in infants, toddlers, and preschool-age children. Curr Probl Pediatr Adolesc Health Care 47：29-42, 2017

· Hagan JF, Shaw JS, Duncan PM(eds) : Bright Futures: Guidelines for Health Supervision of Infants, Children, and Adolescents, 4th ed, American Academy of Pediatrics, Elk Grove Village, 2017
· Sheldon S : Development of sleep in infants and children. In Sheldon S, Ferber R, Kryger MH, et al(eds) : Principles and Practice of Pediatric Sleep Medicine, 2nd ed, Elsevier, pp17–23, 2014

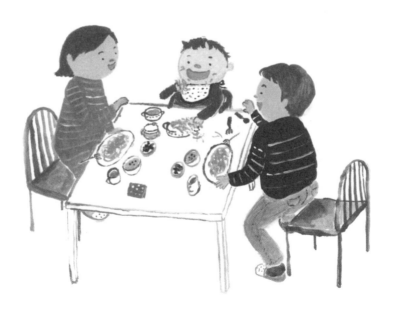

2. 親としての成長

　「親」になるということは，出産をして子どもをもてばすぐに親になるわけではなく，妊娠期から長い時間をかけて形成されるものである。安心して子育てに取り組めるよう，家族形成に必要な知識の提供と準備へのサポートが大切である。

1）妊娠期
　妊娠初期から，妻は心身ともに急激な変化に対応せざるをえず，一方で夫は生活に変更を強いられることが少ないために，夫婦の意識差が生じる。コミュニケーションがすれ違いとならないよう，妊娠・出産・育児に備えての家庭内におけるシステムづくりがポイントとなる。妊娠期の食事は，つわり（悪阻）や妊娠高血圧症候群などを考慮したものになり，夫の理解と協力が必要である。夫婦の職業や独身時代からの生活習慣が影響して夜型になりすぎているなどの場合，基本的な生活習慣を改善するチャンスである。

2）出産〜1歳
　子どもが家族に加わることで生活に大きな変化が生まれるため，夫婦の密なコミュニケーションがとても大切な時期となる。とくにスマートフォンの使い方はルールを決めておく。夫婦であらかじめ話し合っていた役割分担は柔軟な対応をとるようにする。常備品・おむつなどの買い物や衛生環境づくりは父親が主体となり，育児は母親が主体となって父親が母親に教わる分担にするとうまくいきやすい。夫婦で「今日はどうだった？」とおたがいに報告し合い，相互に関心を払い，苦労したことや楽しかったことを共有する。生まれた子が第二子以降の場合，赤ちゃんばかりに気を取られがちになるため，きょうだいと意識的に会話を増やしたり，父親ときょうだいだけで出かけたりするなどの工夫をしたい。

3）1〜3歳
　母親の職場復帰などによる環境変化や，子どもの自我の発達と急激な成長，それに対応するものごとの善し悪しの判断が夫婦間ですり合わないなど，さまざまな家族の発達課題が起こる。1〜2歳では，外出時の抱っこはどちらがするのか，トイレトレーニングを始める時期や，ほめ方や叱り方の基準が夫婦でず

れないよう，夫婦の役割分担や価値基準を確認する。母親が職場復帰する場合，子どもとかかわる時間が圧倒的に減ることから，食事や生活習慣を含めた子どもの健康への配慮がより必要となる。また，簡単な役割を子どもに担わせることは，約束を守ることの大切さを学び，自立に向けた準備にもなる。

4）4〜6歳

子どもが人との違いを認識し始める時期である。ほかの子どもとの差を感じ，一緒が好き（または一緒じゃ嫌）なことを自覚する。とくに自分のもっているものがほかの子どもと同じかどうかを気にし始めるため，金銭感覚や家族のルールを教えていく。ことばで意思を伝え合うことの大切さを学ぶ時期でもあるため，日常のことば遣いをていねいに教えていく。「ありがとう」「ごめんなさい」をきちんと必要なタイミングで言えるようにする。この時期から子ども部屋を与える家庭も多いが，子どもが一人で楽しむ時間と家族と過ごす時間のバランスに気を配る。

5）小学校1年生〜小学校2年生

家族それぞれの日常を語り合い，おたがいを理解し合う，家族の会話の時間をつくる。両親の会話を子どもに聞かせることで，子どもは学校のことを話すようになる。子どもも参加する家族会議で，生活リズムを見直し，就寝時間やゲームなどの遊びについて家族のルールを決める。第一子には厳しすぎたり，第二子では過放任に変わったりといった親の態度の変化には注意を要する。親の育児への慣れや実践する慣習により，子どもの人を思いやる力，ことばの使い方，遊びがエスカレートした暴力など，他人と関係性を構築するうえでの態度が変化する。

6）小学校3年生〜小学校4年生

「10歳の壁」を迎える時期である。子どもによっては特定の科目の習熟が追いつかず，自己肯定感の低下や劣等感を必要以上に感じ始める。家族がおたがいに強みや弱みをことばにし合うことで，自己を相対的に捉え，深めるコミュニケーションへとつながる。また，子どもの友だちを通じて知り合った家族との交流や，新聞やニュース番組を使いながら社会的なできごとを話し合うことで，親子ともに独りよがりにならない環境をつくることができる。

7）小学校 5 年生～小学校 6 年生

小学校高学年になってくると，子どもは習い事やスポーツ，学習塾などで家族と過ごす時間が相対的に減っていく。親も，父親は仕事一筋，母親が就業している場合は子育ての負担が軽減されつつあることで母親も仕事へ傾倒しやすい。改めて家族の時間をどう確保するかを見直し，子ども本人の意思を尊重したかかわり方を意識する。

8）中学生

部活動や趣味のつながりで友人関係が一気に広がり，交友関係を軸に子どもの興味関心が拡大し始める時期である。日常的に子どもの様子を確認できるよう，家族内でおたがいに情報を開示し共有する習慣をつけておく。また生活では，子ども自身で行うことと，家族が助けることを区別し，相談をしながら折り合いをつけることで，本格的な自立への道筋をつけることができる。進路を考え始める時期でもあるため，子どもへの意思確認と，夫婦間での経済面を含めた相談を行う。

9）高校生（16 ～ 18 歳）

移動距離が長くなり，交友関係がさらに広がるなかで，子どもがさまざまなものに脅かされるリスクも同時に高まる。独立した生活空間をもち，異性への興味関心が高まる時期でもあり，家族がていねいにかかわり合うことで付き合いの過剰な広がりを抑え，親に気軽に相談できるようにしておく。子どもの急激な成長や働き盛りの父親との関係性から寂しさを覚える無業の母親が，子どもに必要以上の期待を寄せて，結果的にその子の人生が損なわれることがないようにしたい。

10）18 歳以降

進学や就職により子どもが巣立ち，子育ても終焉に向かっていくことで，家族それぞれが役割の見直しに入る時期である。家庭を離れ社会的な存在となることで，子どもが自分の興味関心とつながりのある異文化を家庭にもち込む場合にも，親は寛容な態度で接するようにする。親は，子どもの重荷にならないよう独立した生活を維持する方法を考えなければならない。夫婦おたがいの個人的な人間関係を尊重したり，夫の家庭内での新たな役割やできることを増やしたりしていく。

・日経 DUAL（編集）：共働きファミリーの仕事と子育て両立バイブル，日経 BP，東京，2014

3. 家族の成長

1) 家族のライフサイクル

　人のライフサイクルに発達段階と発達課題があるように，家族のライフサイクルにも発達段階と発達課題がある。各発達段階における発達課題を解決することで，次の発達段階が円滑にスタートする。発達段階の移行期は，これまでの安定状態から別の安定状態に移る流動期となり，発達上の危機となりうる。健康な家族は，このいくつかの流動期を乗りきっていく調整力をもっているといえる。表1は一組の男女が子どもとともにつくる家族の，7つの発達段階を示している。

　この7つの発達段階は「家族の形成期」「家族の発展期」「家族の収束期」という大きな3つの時期に分類される。

① 家族の形成期

　家族づくりの準備を進める独身の成人期と結婚により家庭生活が始まる新婚期からなる。形成期は，家族にとって基本的ルールやカップルの絆の基盤づくりが進む重要な時期である。

② 家族の発展期

　子どもの誕生と成長に伴って家族が拡大・発展する充実期である。第一子の出生から末子の小学校入学までの時期で，児童期，思春期，青年期の子どもがいる時期からなる。夫婦は協力して子どもの養育に取り組む。

③ 家族の収束期

　子どもの巣立ち期と老齢期の家族の2つからなる。もっとも成熟した時期であるが，家族を喪失していく課題と向き合う発達課題がある。

2) 家族機能の最適さ

　家族関係・家庭生活は外部の第三者には実際の様子や感情は確認しづらい。家族機能の最適さを測定する尺度に，オルソン（David H. Olson）らが開発した「家族機能測定尺度（FACES Ⅲ）」がある。これは「凝集性」「適応性」「コミュニケーション」の3次元からなるモデルで，「凝集性」とは家族相互の情緒的・心理的な結びつきの機能で，「適応性」は夫婦や家族が発達課題で危機に面したときに役割やルールを臨機応変に変化させる柔軟な機能，「コミュニケーション」

表1　家族ライフサイクル（子どもがいる家族の場合）

ステージ	家族システムの発達課題	個人の発達課題
1. 家からの巣立ち（独身の若い成人期）	源家族からの自己分析	親密性 vs 孤立 職業における自己確立
2. 結婚による両家族の結合（新婚期・家族の成立期）	夫婦システムの形成 実家の親とのつきあい 子どもをもつ決心	友人関係の再編成
3. 子どもの出生から末子の小学校入学までの時期	親役割への適応 養育のためのシステムづくり 実家との新しい関係の確立	世代性 vs 停滞 第2世代 基本的信頼 vs 不信 自立性 vs 恥・疑惑 自主性 vs 罪悪感
4. 子どもが小学校に通う時期	親役割の変化への適応 子どもを包んだシステムの再調整 成員の個性化	世代性 vs 停滞 第2世代 勤勉さ vs 劣等感
5. 思春期・青年期の子どもがいる時期	柔軟な家族境界 中年期の課題達成 祖父母世代の世話	第2世代 同一性確立 vs 同一性拡散
6. 子どもの巣立ちとそれに続く時期：家族の回帰期	夫婦システムの再編成 成人した子どもとの関係 祖父母世代の老化・死への対処	第2世代 親密性 vs 孤立 （家族ライフサイクルの第一段階）
7. 老年期の家族の時期：家族の交替期	第2世代に中心的な役割を譲る 老年の知恵と経験を包含	統合 vs 絶望 配偶者・友人の喪失 自分の死への準備

〔平木典子：家族との心理臨床―初心者のために（シリーズ「心理臨床セミナー」），垣内出版，1998 より一部改変〕

は凝集性と適応性が適切に機能するように家族間のやり取りを促進する機能である。Olson らのモデルでは「凝集性」と「適応性」を2次元の直交軸で表し，ある家庭を座標上にプロットしてその位置関係から家庭機能をみる。このモデルによると，凝集性・適応性ともに低すぎても高すぎても望ましくなく，中央寄りに位置したときに家族は家族機能が最適になる。この2軸を測定する項目 FACES Ⅲ は20項目からなり，下記はその一部である。

・私の家では，自由な時間を家族と一緒に過ごす。

・私の家族では，困ったとき，おたがいに助け合う。

・私の家では，必要に応じて家事を分担する。

・家族の問題を解決する際には，子どもの意見も聞き入れられる。

・家族内の決まりごとは，その時々に応じて変わる。

・私の家族は，子どもの意見も聞きつつ，しつけをしている。

　これら6つの質問項目の内容が家族機能をバランスよく保つための理想の家族関係の状態であろう。家族の発達は，家族のメンバーが複雑に絡み合いながら，バランスのとれた家族機能を構築していく過程ではないかと考える。

・Olson DH, Russell CS, Sprenkle DH：Circumplex Model of Marital and Family Systems: VI. Theoretical Update. Fam Process 22：69–83, 1983

・立山慶一：家族機能測定尺度（FACES Ⅲ）邦訳版の信頼性・妥当性に関する一研究．創価大学大学院紀要 28：285-305，2006　https://www.soka.ac.jp/files/ja/20170512_155734.pdf（2019年12月4日アクセス）

・平木典子・中釜洋子：家族の真理―家族への理解を深めるために，サイエンス社，東京，2016

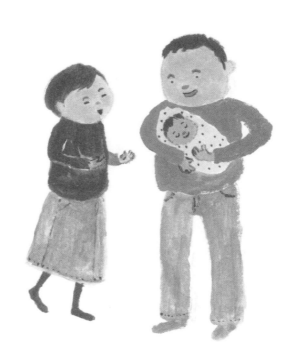

4. 夫婦としての成長

　妊娠，出産を経て家族が増えることは喜びである一方で，日常生活でコントロールしづらいことも増えて夫婦の関係性が変化していくことが課題となる場合もある。とくにこの子育て期には夫婦関係が悪くなる傾向がある。この時期の関係性がその後の夫婦関係に影響することも多い（図1）。妻は子育てによって心身ともに疲労がたまり，夫に無意識にも依存したい気持ちがあるが，それが思う通りにいかずイライラし，一方夫はそのコミュニケーションを快く感じないことが増えるため，夫婦関係が少しでも悪くならない工夫が必要である。

　そのためには夫婦間での期待値調整や，習慣と役割の見直し，対話の習慣などを意識しつつ，環境は家族によってさまざまなため，自分たちらしい家族を創る，つまりファミリービルディングが必要となる。

　とくに妻には，精神的，身体的な負担が過度にかかりがちであるため，妻の心身が少しでも安定し，夫との関係を含めた子育て環境の整備を行うことが重

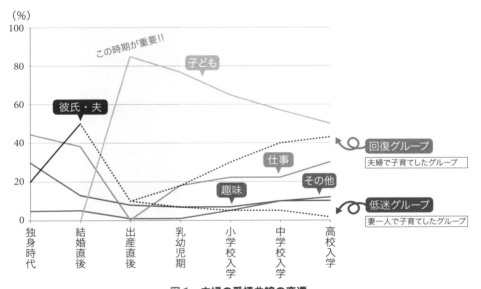

図1　夫婦の愛情曲線の変遷
（東レ経営研究所ダイバーシティ＆ワークライフバランス研究グループ　渥美由喜著
「夫婦の愛情曲線の変遷」）

要である。

1）妊娠期

妊娠とともに夫婦の関係が大きく変わってくる。その要因として，以下の4つがあげられる。

① 妻の体調の変化

個人差はあるものの，それまでの生活スタイルを変化させて対応しなくてはならない。妻につわり（悪阻）や持病がある場合はとくに対応が必要とされるために，夫は妻の体調を気遣ったり，家事を行うことが必要になる。

② 生活習慣の見直し

睡眠が不規則になったり，思うように動けなかったりするなかでの生活になるために，夫婦で生活習慣の見直しを話し合うことが必要になる。とくに役割分担を整理して，夫の役割もできるだけ決めるとよい。

③ 生育環境や習慣の違い

出産後は，夫婦二人だけの生活をしていた頃のようにはいかなくなるため，妊娠期から子どもが産まれてからの生活を具体的に相談しておくとよい。おたがいの生育環境の違いを理解し合い，家族としてのあり方やルールをあらかじめ相談して見通しを立てておく。

④ 出産の準備

妻は出産への身体的・精神的な負担が大きいため，どんなことが必要なのかを夫が積極的に調べ，準備を整えるための協力をする。出産後の妻の負担軽減のために，できるかぎり家事は夫が自分で行えるようにする。

2）出産〜1歳

出産後は，家族成員として子どもが加わり夫婦関係から家族関係という小さな社会に変化していくために，夫婦相互のコミュニケーションがとても大切になる。以下のようなことに留意しておく。

① 家族としてのルールをもつ

この時期は妻の不安を軽減するためにも，家族としてのルールにもとづいて生活する。妻は授乳などで生活リズムがくずれているために不安にならないよう，夫は① 声かけを習慣づける，② 外出したときの帰宅時間を連絡する，③ 家

事を行う，など，その家族の状況によってルールを決めて，それらを守る。

② 役割の整理をしておく

　子どもの成長が著しい時期のため，役割分担を整理しておかないと生活がしづらくなってしまう。子どもの成長に合わせた環境の整備，家事の分担など，子ども中心の生活になるからこそ，夫婦の役割分担を整理する。

③ 定期的な夫婦の対話の習慣

　子どもの成長をともに報告しながら喜びつつ，夫婦とも自身の気持ちを自己開示する習慣を大切にする。おたがいに相手の気持ちを慮りつつもことばで伝え合い，不満や不安を一緒に解決していくための習慣が必要になる。そのためにも夫婦で定期的に向き合う時間を大切にする。

3）1〜3歳

　子どもの急激な成長に伴い，それに対して夫婦関係もより柔軟な対応が必要となる。この時期には子どもの成長や発達に大きく影響する課題があるため夫婦のコミュニケーションがとても大事になってくるが，おたがいに気持ちに余裕がなくなってしまうことですれ違ったり，夫婦のどちらかが一方的に諦めてしまったり，ストレスを抱えこんだりすることが多くなる。結果，子どもにもその不協和音が伝わって影響がでてしまうので，夫婦の質のよい十分なコミュニケーションを大切にしたい。

① 夫婦でのしつけに対する目線合わせ

　両親の間でしつけの方向性が違うと子どもが混乱してしつけが身につかなくなる。何がよくて何が悪いかを夫婦間で完全に一致させることは難しいが，子どもの発達の課題に合わせたしつけの方向性ややり方については概ねすり合わせておく。そして，直接的しつけ（子どもに直接伝える）だけに集中せずに，間接的しつけ（周囲の大人が子どもに模範を見せる）を意識して，夫婦で生活を見直すことも大切である。

② 家族としてのコミュニケーション

　役割分担は大切であるが，子どもを間にはさんで夫婦が別々に生活しすぎてしまうことがある。大人からみればそれは合理的ではあるが，子どもも含めて家族みんなで過ごす時間を大切にしたい。ともすると外出することにとらわれがちになるが，休日にしっかり体を休めることや，家族で家事を一緒に行うこ

ともコミュニケーションの時間になる。

③ おたがいに承認する関係

子どもがまだ小さいこの時期は，夫婦ともに疲労がたまっていることが多いため，どうしても感情的になって相手のよくないところに目が行ってしまいがちであるが，相手のよくないところを指摘する前に，日頃からおたがいに感謝を伝え認め合う（承認する）よう心がけていることが必要である。

④ おたがいの心理を理解し合う

妻は自分と子どもが同一化している時期から衛星化への移行期間のために，夫が子どもと遊んでくれることはとても嬉しいと感じるが，夫は同じようには感じないために認識のずれが生じてしまいがちである。妻も子どものことばかり考えずに夫のことも気にかける習慣をもつことで，夫婦のコミュニケーションが改善することもある。

4）4〜6歳

子どもの社会性が発達してくるなかで，その子の個性も目立つようになってくる。子どもにとって就学前の大切な期間ともなる。

① 子どもの自律度に合わせた対応

子どもの成長に合わせたしつけを夫婦で共有し，子ども自身がこころとことばをじょうずに扱えるように協力することが必要になる。とくに就学前時期は子どもの身辺自立度を見直す必要がある。

② おたがいの好きなことを尊重する

子どもの成長に伴い，少しずつ子どもと離れている時間もつくれるようになる。その時間を利用して，夫婦それぞれが情緒的エネルギーを高めるために時間を費やせるようにする。また，夫婦で一緒にできる楽しみをみつける。

③ 家族としての習慣づくり

夫婦ともにストレスをためないためにも，家族としてどんな時間が好きか，どんな風に過ごしたいかをすり合わせて実行する。子どもの就学前に家族としてのルールを見直すことで，夫婦関係の次のステージにつながっていく。

・日経 DUAL（編集）：共働きファミリーの仕事と子育て両立バイブル，日経 BP，東京，2014

5. 子どもの健康に影響を及ぼす社会的要因

1) 妊娠期～幼児期

① 地域とのつながり

　孤立した子育てを防ぐため，地域とのつながりづくりを妊娠期から進めていく。妊娠中に育児支援が受けられる地域の資源を紹介したり，子どもを連れて出かけられる場所を夫婦で探したりするのもよいだろう。

　妊娠期からの子育てサポートとしては，子育て世代包括支援センターが利用できる。妊娠期から子育て期にわたる切れ目ない支援を目的に設置され，2020年度末までに全国展開する予定となっている。パパ・ママ教室やブックスタート，親子が集えるサロンなど，各地でさまざまな事業を行っている。

　社会的微笑など子どもの社会的反応が芽生えてくる生後4か月頃や，模倣行動などの社会的な反応が高まってくる生後8か月頃には，地域の子育て広場などに出かけて遊びの幅，かかわり方のバリエーションを広げていくとよいだろう。

　・厚生労働省：子育て世代包括支援センター事例集　https://www.mhlw.go.jp/stf/
　　seisakunitsuite/bunya/0000123792.html（2019年12月4日アクセス）
　・厚生労働省：地域子育て支援拠点事業実施状況　https://www.mhlw.go.jp/stf/
　　seisakunitsuite/bunya/kodomo/kodomo_kosodate/kosodate/index.html（2019年12
　　月4日アクセス）

② 配偶者暴力（ドメスティック・バイオレンス：DV）に対する相談場所

　妊産婦へ男性パートナーからの暴力が加えられるることを周産期DVとよび，妊娠初期に始まることがもっとも多いといわれている。妊娠をきっかけに，自分の欲求が女性パートナーに十分に受け入れられなくなることで男性パートナーの不満がふくらみ，DVにつながるパターンが多いとも報告されている。周産期DVは妊婦だけでなく胎児の健康にも影響し，出産後の子どもへの虐待にもつながりうる。ある調査では少なくとも妊婦の約5%がDV被害に遭い，DV被害の危険がある妊婦を含めると約24%にのぼるとされている。すべての家族に対して，公共・民間に複数の相談窓口があることを妊娠期から知らせておく。女性がDV被害を受けていると判明した場合は，被害女性を責めたり問い詰めたりすることは避け，常に被害女性側の立場を配慮して支援的な温かい態度で接することが必要となる（**表2**）。

表2 DV 被害女性と接するうえでのおもな留意点

留意点	・「特別な人」というレッテルを貼らない ・プライバシーの保護 ・被害女性の気持ちを理解し，支える態度を心がける ・第三者のいる前で，DV の話をしない
してはいけない質問・ことばかけ	・DV に甘んずる理由を問いつめる ・被害女性に「DV を受けるのは自分が悪いから」という気持ちを抱かせるような質問 ・「見放された」と感じてしまうようなことばかけ

〔日本医療機能評価機構 Mindsガイドラインライブラリ：周産期ドメスティック・バイオレンス Minds版やさしい解説　被害女性にはどう接すればいいの？　https://minds.jcqhc.or.jp/n/pub/3/pub0027/G0000141/0007/0007（2019年 12月 4日アクセス）より一部改変〕

・日本医療機能評価機構 Minds ガイドラインライブラリ：周産期ドメスティック・バイオレンス Minds 版やさしい解説　周産期 DV とは？　https://minds.jcqhc.or.jp/n/pub/3/pub0027/G0000141/0002（2019 年 12 月 4 日アクセス）
・男女共同参画局：配偶者からの暴力被害者支援情報，支援の関係機関　http://www.gender.go.jp/policy/no_violence/e-vaw/shien/index.html（2019 年 12 月 4 日アクセス）

③ ミルク代，おむつ代

　わが国の子どもの 7 人に 1 人が相対的貧困にあるといわれている。国民を可処分所得の順に並べ，その中央値の半分以下しか所得がない状態を相対的貧困とよぶ。こうした世帯で育つ子どもは，医療や食事，学習，進学などの面できわめて不利な状況におかれ，将来も貧困から抜け出せない傾向があることが指摘されている。子育てが始まることでより経済的な負担が大きくなることから，日常的な問診から経済状況を把握し，適切な支援に結びつける。子どもの哺乳量が増えてくる生後 3 か月頃や離乳食の準備を始める生後 6 か月頃に，ミルク代やおむつ代の負担状況についてたずねる。集団生活が始まる 3 歳頃にも，保育所を利用しているか，食生活はどうかなどの質問を通じて改めて経済状況について確認する。貧困に対する支援情報はウェブサイト「子供の未来応援国民運動」で提供されている。

・子供の未来応援国民運動　https://www.kodomohinkon.go.jp（2019 年 12 月 4 日アクセス）

④ 感染症・衛生面の知識

　乳児期初期は，母体由来の胎盤通過可能な免疫グロブリン（IgG）や，初乳中

表3 2018年の子どもの死因上位5位

	1位	2位	3位	4位	5位
0歳	先天奇形など (617人)	呼吸障害など (263人)	不慮の事故 (65人)	乳幼児突然死症 候群 (56人)	妊娠期間などに 関連する障害 (50人)
1〜4歳	先天奇形など (151人)	不慮の事故 (81人)	悪性新生物 (73人)	心疾患 (31人)	肺炎 (23人)
5〜9歳	悪性新生物 (81人)	不慮の事故 (75人)	先天奇形など (38人)	その他の新生物 (14人)	心疾患・インフ ルエンザ (12人)
10〜14歳	悪性新生物 (114人)	自殺 (99人)	不慮の事故 (65人)	心疾患 (23人)	先天奇形など (22人)

〔厚生労働省：平成30年（2018）人口動態統計月報年計（概数）の概況　https://www.mhlw.go.jp/toukei/saikin/hw/jinkou/geppo/nengai18/index.html（2019年12月4日アクセス）〕

に含まれる免疫グロブリン（IgA）による免疫で子どもは守られている。こうした母体由来の免疫は生後4〜6か月頃にはほとんどなくなり，それ以後は，子ども自身の免疫系に頼ることになる。こうした免疫系の変化を念頭において，感染症対策や予防接種，環境の衛生管理を励行することが重要である。予防接種に関する最新の情報は，国立感染症研究所のウェブサイトで提供されている。

・国立感染症研究所：予防接種スケジュール　https://www.niid.go.jp/niid/ja/component/content/article/320-infectious-diseases/vaccine/2525-v-schedule.html（2019年12月4日アクセス）

⑤ 事故やケガへの対策

　わが国の子どもの死因をみると，「不慮の事故」は14歳以下の4つの年齢層のいずれでも3位以内に入る（表3）。子どもの命を守るうえで事故防止は重要な観点となる。移動運動が盛んになる乳児期後期からは，家庭内での突発的な事故が増加してくる。誤飲，転倒，やけど，浴室の事故などを想定して，室内の安全対策について具体的にアドバイスする。安全対策については，子どもの発達に合わせて定期的な見直しを促す（図2）。日常的なちょっとした不安を解消するうえで，身近な相談者をもつことが望ましい。専門的な相談窓口としては休日・夜間の子ども医療電話相談事業（#8000事業）が勧められる。消費者庁のウェブサイトには対処方法のパンフレットなど家族向けの資料や相談窓口の情報などがまとめて掲載されている。

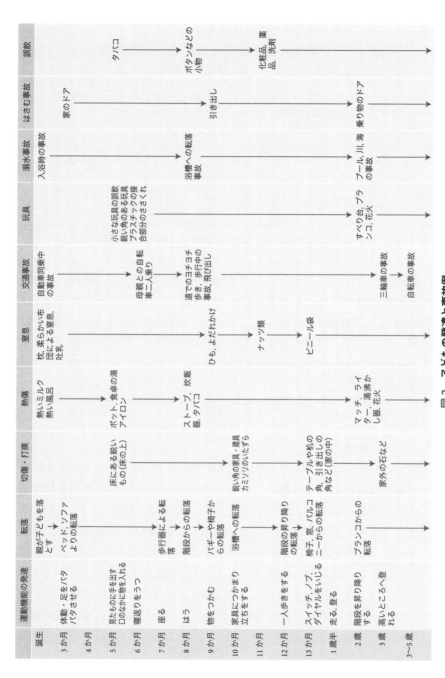

図2 子どもの発達と事故例

(国立保健医療科学院：子どもに安全をプレゼント事故防止支援サイト 母子保健事業のための事故防止指導マニュアル、pp14-15 https://www.niph.go.jp/soshiki/shogai/jikoboshi/public/（2020年3月2日アクセス）)

事故対策としては，交通事故の予防についても確認しておきたい。自動車の運転者は，チャイルドシートを着用しない 6 歳未満の幼児を乗せて運転してはならないことが法律に定められおり（道路交通法第 71 条の 3 第 3 項），適切な使用により致死率が 13.4 倍違うとの報告もある。新生児期から，チャイルドシート（乳児用，幼児用，学童用がある）の準備や適切な使用の促しを行う。

また，自転車による事故も少なくない。2018 年の自転車乗用中の負傷者は 8 万 4,000 人で，そのうち 13 歳未満の子どもは約 6,300 人（7.5%）となっている。子どもが自転車乗用の練習を始める際には，ヘルメットを着用するように勧める。道路交通法では，児童・幼児を保護する責任のある者は，「児童又は幼児を自転車に乗車させるときは，当該児童又は幼児に乗車用ヘルメットをかぶらせるよう努めなければならない」（道路交通法第 63 条の 11）とされている。

・厚生労働省：子ども医療電話相談事業（#8000）について　https://www.mhlw.go.jp/topics/2006/10/tp1010-3.html（2019 年 12 月 4 日アクセス）
・消費者庁：子どもを事故から守る！事故防止ポータル　https://www.caa.go.jp/policies/policy/consumer_safety/child/（2019 年 12 月 4 日アクセス）
・警察庁：子供を守るチャイルドシート　https://www.npa.go.jp/bureau/traffic/anzen/childseat.html（2019 年 12 月 4 日アクセス）

⑥ メディアとの付き合い方

近年，子どもを取り巻くメディア環境は劇的に変化した。2018 年にはスマートフォンの保有世帯の割合は約 8 割まで増加し，スマートフォンが生活の一部となっていることが示された。テレビの登場以来，乳幼児期からのスクリーンメディアが子どもの発達に与える影響についてポジティブな面とネガティブな面の両面が指摘されてきたが，スマートフォンなどの新しいメディアの登場により，不明なことのほうが多いというのが現状である。世界保健機関（WHO）は 2019 年，子どもの運動，座位活動，睡眠に関するガイドラインを発表した。そのなかで子どものメディアとの接触時間は，1 歳台までは 0 分，2 〜 4 歳台までは 60 分以内と勧告している。子育てをスマートフォンに頼りすぎないよう，体を動かす遊びや読み聞かせなどにおき換えていく工夫や，家族全体でメディア利用に関してルールを決めていくように指導する必要がある。配布可能な資料が国から提供されているので，家族への情報提供や指導の際に活用できる。なお，前述の WHO のガイドラインには，勧告内容の裏付けとなる科学的根拠

もまとめられているので，興味のある方は一読されたい。
- 総務省：情報通信統計データベース，平成 30 年通信利用動向調査　http://www.soumu.go.jp/johotsusintokei/statistics/statistics05.html（2019 年 12 月 4 日アクセス）
- World Health Organization：Guidelines on physical activity, sedentary behaviour and sleep for children under 5 years of age　https://apps.who.int/iris/handle/10665/311664（2019 年 12 月 4 日アクセス）
- 内閣府：低年齢層の子供の保護者向け普及啓発リーフレット，スマートフォン時代の子育て〜悩める保護者のための Q&A　https://www8.cao.go.jp/youth/kankyou/internet_use/leaflet.html（2019 年 12 月 4 日アクセス）

2）幼児期〜青年・成人期
① 社会生活で必要なルール

　小集団での活動がみられ始める幼児期には，友だちとの集団遊びが始まり，遊びを通じてルールを覚えるようになる。幼児期後期には家庭から一歩外へ出た社会生活の準備として，子どもへの公共マナーや交通ルールなどの指導を促していく。決まりごとを守る習慣は日常生活で身につけるものであり，家庭で決めたルールを大人が率先して守る姿を子どもに見せるよう親を励ますことも必要であろう。小学生の歩行中の交通事故は小学校 1 年生にピークがある。子どもの命を守るために，就学前にはしっかりとした注意喚起が必要となる。就学後は，社会生活に必要なルールや知識を主に学校教育を中心として学ぶ。成人期を迎えるまでに子どもたちが大人として自立した生活を送れるよう，かかりつけ医としても時間管理・金銭管理を含めた生活の自立や精神的な自立に向けた準備を支援していく。2016 年より，18 歳から選挙権が与えられることになった。社会の一員として責任の一端を担う認識を高めるとともに，社会保障制度などの知識を深めていけるよう支援する。
- 警視庁交通局：歩行中児童の交通事故の特徴等について，平成 31 年 3 月 28 日　https://www.npa.go.jp/bureau/traffic/anzen/anzenundou/h31hokoutyujidou.pdf（2019 年 12 月 4 日アクセス）
- 政府広報オンライン：若者の皆さん！あなたの意見を一票に！　https://www.gov-online.go.jp/useful/article/201602/1.html（2019 年 12 月 4 日アクセス）

② 人とのつながり

　人は共同的・関係的な存在であり，人とのつながりのなかで生きていく。周り

の世界をより深くより広く知っていくことが認知の発達とすると，周りの世界とより深くより広くかかわっていくことが関係の発達である。乳児期は母子関係が中心で，幼児期から集団生活が始まる。就学すると，集団のなかの一人として自己を理解しながら，子ども同士の社会的な共同世界を築いていく。幼児期までは家庭生活が中心であるが，学童期からは学校生活を通じて生活範囲の広がりとともに徐々に人間関係も広がっていく。10歳頃には家庭よりも同年代の子どもとのつながりが重視されるようになる。大人に干渉されずに自分たちだけの集団を形成し，仲間内のルールを楽しんだりする。この時期はギャングエイジとよばれる。また親友をつくり，たがいに特別な二人関係を経験する。学校で仲間としての交流関係を築けない場合，孤立による学校不適応，不登校やいじめなどの問題に発展することがある。一つの集団における関係性は固定されがちであるため，子どもが複数の属性に身をおき，多様な関係性や役割を経験していくことが望ましい。就学後は，クラブ活動や地域活動など属性の異なる集団に少しずつ入っていくことを助言する。近年では友だち付き合いの方法にSNS（social networking service）などのインターネットを介する場合が増えている。いじめや犯罪に巻き込まれる可能性もあるため，正しく使いこなすためのネットリテラシーを身につけていくよう助言する。保護者向けの啓発資料や，子ども自身が学べるウェブサイトが国から提供されているので紹介するとよい。

　子どもの社会活動の場が広がってくると，人間関係を通じた嫌な体験をすることも増えていく。さまざまな場面における嫌がらせ，いじめといったハラスメントに対応できるように相談窓口などの情報を提供する。社会人として生活を始めると，自分が住んでいる地域の人々との付き合いや職場の人たちとの関係性が中心となる。しかし，必要最小限の人間関係しか築いていないと，そのなかの小さなトラブルが原因で子どもが精神的に追い詰められてしまうことがある。精神面での緩衝材となる利害関係のない友人関係や趣味のサークルなど，社会的なつながりを広げるよう助言する。

・内閣府：保護者向け普及啓発リーフレット，ネットの危険からお子様を守るために今，保護者ができること　https://www8.cao.go.jp/youth/kankyou/internet_use/h29/pdf/leaf-print.pdf（2019年12月5日アクセス）
・総務省：情報通信白書 for Kids　http://www.soumu.go.jp/hakusho-kids/index.html（2019年12月5日アクセス）

・厚生労働省：ハラスメント悩み相談室，相談機関紹介　https://harasu-soudan.
mhlw.go.jp/facility.html（2019 年 12 月 5 日アクセス）

③ 性の問題

　第二次性徴が始まる小学校中学年頃には生殖行為が可能となる。本人にその
意識がなくても結果として妊娠にいたるケースもあるため，遅くともこの頃か
ら年齢に応じた男女の付き合い方や性の知識について助言をしていく。国際連
合教育科学文化機関（UNESCO）は 2009 年，各国の研究成果をふまえ，WHO
などと協力して性教育の指針「国際セクシュアリティ教育ガイダンス」を発表し，
2018 年には改訂版も出されている。

　思春期では子どもの異性への関心が高まり，特定の相手と一対一での交際を
考えるようになる時期である。また，性的衝動も生理的に高まってくる。結果
的に予期せぬ妊娠にいたらないよう正しい知識や緊急避妊法に関する情報など
を提供する必要がある。また，困ったときに相談できる人や場所を確保するよ
うに勧める。

・ユネスコ（編），浅井春夫，艮 香織，他（訳）：国際セクシュアリティ教育ガイダ
ンス―教育・福祉・医療・保健現場で活かすために，明石書店，東京，2017
・UNESCO：International technical guidance on sexuality education: an evidence-
informed approach, Revised edition, 2018　https://unesdoc.unesco.org/ark:/48223/
pf0000260770（2019 年 12 月 5 日アクセス）
・日本産科婦人科学会（編）：緊急避妊法の適正使用に関する指針（平成 28 年度改訂
版）　http://www.jsog.or.jp/activity/pdf/kinkyuhinin_shishin_H28.pdf（2019 年 12
月 5 日アクセス）
・一般社団法人全国妊娠 SOS ネットワーク：全国のにんしん SOS 相談窓口　http://
zenninnet-sos.org/contact-list（2019 年 12 月 5 日アクセス）

④ 犯罪予防

　就学後は登下校などで子どもが一人になる機会が増える。犯罪予防の教育を
徹底していく。小学生以下の子どもが犯罪の被害に遭う時間帯は，平日帰宅後
がもっとも多い。見守り活動の多くは子どもの登下校時に行われているが，被
害を防止するためには下校後に塾へ行ったり，公園や友だちの家へ遊びに行っ
たりするときの安全対策をはかる必要がある。また，SNS などインターネット
を介した犯罪の被害が低年齢化しているため，小学校低学年のうちからネット
リテラシーやプライベートパーツに対する認識を高めていくことが重要である。

インターネットに関しては，有害情報などから子どもを守るフィルタリングソフトやレーティング（年齢区分マーク）をじょうずに活用することが勧められる。93ページにある保護者向けの啓発資料や，子ども自身が学べるウェブサイトを紹介するとよい。ギャングエイジの子どもたちは，興味本位で，あるいは仲間意識を高めるためにタバコやアルコールに手を出すことがある。思春期から青年・成人期にかけては，興味や仲間意識に加えて，孤独感の解消や現実逃避が依存性物質を始めるきっかけになるといわれている。犯罪に発展することもあるため，依存性物質に対する正しい知識をもてるよう助言していく。

・警視庁子ども・女性の安全対策に関する有識者研究会：提言書，平成29年9月
　https://www.keishicho.metro.tokyo.jp/kurashi/anzen/anshin/kodomo_josei_anzen.files/all.pdf（2019年12月5日アクセス）
・依存症対策全国センター　https://www.ncasa-japan.jp（2019年12月5日アクセス）

Column ✎　性犯罪被害を予防するために〜 NO! GO! TELL!

　性犯罪から子どもたちを守ることは社会全体の使命でもありますが，子どもたちに直接性犯罪の被害から身を守る方法を教えていくことは非常に大切です。いうまでもなく，男児・女児ともに教える必要があります。親によっては性の話題を禁忌のように扱い，性に関することを一切話さないようにしている家庭もあります。小児科医が積極的に伝えることは意義があると考えます。

　それぞれの子どもの発達段階に応じて，その子自身が理解でき実行できる，NO（「嫌！」と言う），GO（逃げる），TELL（伝える）の方法を教えることが大切です。

【幼児期〜学童期（小学校3年生頃）】

　まだ「性」のことを明確には理解できない時期です。下記では，お父さん・お母さんとしましたが，「信頼できる大人」である必要があります。「○○ちゃん（○○君）にとって，何でも話せる人は誰かな？」と，子ども自身が誰を一番信頼できるか？について一緒に考えることから始めます。

- ・○○ちゃん（○○君）にとって，何でも話せる人は誰かな？
- ・おっぱいとパンツのなかは自分だけの場所でとても大切。自分だけが触っていい。
- ・自分が OK したら，お父さん・お母さんもパンツのなかを見ていい。
- ・それ以外の人は，友達も学校の先生も，絶対におっぱいもパンツのなかも触ってはいけない。
- ・もし誰かが触ったら大きな声で「嫌！」と叫ぶ。
- ・もし誰かが触ったら，お父さん・お母さんに必ず言う。
- ・誰かに「誰にも内緒しなきゃいけないこと」をされたら，お父さん・お母さんに必ず言う。
- ・知らない人に絶対について行かない。無理やり連れて行かれそうなときは叫んで逃げる。

※「とにかくさけんでにげるんだ―わるい人から身をまもる本」という絵本も，家族でこの話題を話すきっかけとなり，お勧めです。

【前思春期（小学校4年生頃）〜思春期】

　自身の性成熟も始まり，性への関心が高まる時期です。中高生になると性行為への興味も高まりハイリスク行動をとることもあります。この時期には自分から危ない行動をとらないことも大切です。とくに SNS を介した交流には注意が必要です。親子関係も難しくなる年齢ですので，何でも相談できる親子関係であることが理想ですが，「親に言うと怒られる」と感じている子には，この話題を本人に話すときに，「親御さんに言いづらかったら，先生に教えて。あなたの同意なしで親御さんに言うことはしないから」ときちんと話しておくことも必要でしょう。

- 自分が嫌なのに体を触られたら，はっきりと「嫌！」と言う。
- 付き合っている人でも，自分が嫌だったら「嫌！」と伝える。
- 嫌でも怖くて声が出ないこともある。全力で逃げる。
- 自分が抵抗できない・逃げられないような集まりには行かない。行く場合でも，帰りたいとき・怖いときに連絡できるように，信頼できる大人にあらかじめ居場所を教えておく。
- SNS を含め，絶対に，知らない人と連絡を取ったり，知らない人について行ったりしない。無理やり連れて行かれそうなときは叫んで逃げる。
- もし性的被害にあっても，あなたは悪くない。必ず信頼できる大人に言うこと。

【障害のある子どもの性の成熟，そして性犯罪被害】

　発達遅滞，知的障害，発達障害，肢体不自由など何らかの障害のある子どもも，思春期の年齢となれば性成熟を迎えます。しかし，障害のある子どもはその障害のため性的欲求はない，性的被害の対象にならない，性教育も必要ではないと親でも誤解していることがあると報告されています。性への興味は障害のない子どもと同様に思春期には高まることがわかっています。親はもちろん，子ども本人にも性教育をきちんと行うことで，性犯罪の被害や性感染症罹患，予期せぬ妊娠を予防することができます。男女問わず，障害のある子どもは，障害のない子どもと比較して性犯罪被害のリスクが高いことが報告されています。障害の程度によっては，危険であることを理解・判断する，助けを求める，誰かに報告する，といったことができず，性的標的にされやすい可能性があります。また，障害があっても ADL（日常生活活動度）がよい場合，学校や福祉施設などに通い，親から離れて活動する時間も多くなるため，被害にあう危険性が高まります。被害にあっていてもわからない・発見されないこともあるでしょう。「この子に性のことを教えてもわかるわけない」「この子がそんな危険な目に遭うはずがない」と考える親もいますが，これは正しくありません。性犯罪の被害者とならないために，子ども本人に教えることは非常に大切です。障害の程度，発達段階に応じて NO（「嫌！」と言う），GO（逃げる），TELL（伝える）を一緒に考えましょう。

例　トリソミー 21 を基礎疾患にもつ 15 歳女児。知的障害があり 8 歳相当，運動面では見守り下でほぼ自立，性成熟度（SMR）Ⅲ，月経は不規則。
　　→ 性成熟が進んでおり，しっかり身を守る術を伝える必要があります。8 歳相当の知的水準であれば，平易な言葉で理論を説明することができますので，前述の幼児期〜学童期と同様の指導ができます。

　子どもが練習をすることができそうであれば，医師が「悪い人役」となって，実際に「嫌！」と言う練習をするのもよいでしょう。障害の種類によっては自分で体を動かすことが困難で，逃げることができないこともあります。その場合は，知的障害の度合いにもよりますが，親や信頼できる大人に必ず報告することをしっかりと教え，報告のやり方を一緒に練習します。誰にどう伝えるか？ を本人が考え，本人の言葉で，練習することがきっと役に立ちます。

親には，本人の様子を日々観察してもらい，いつもと様子が違う（いつも楽しく外出していたのに急にしなくなった，眠れなくなった，食欲が落ちた，感情の波が激しくなった，など）がある場合には，医師に相談をしてもらうようにします。医師がこうした介入を行うことで親の意識も変わります。こころ・からだに傷を負う前に，子ども自身と一緒に考えることが大切です。

・Hagan JF, Shaw JS, Duncan PM（eds）：Bright Futures: Guidelines for Health Supervision of Infants, Children, and Adolescents, 4th ed, American Academy of Pediatrics, Elk Grove Village, 2017
・阪下和美：コラム No. 31　障害のある子どもと性犯罪．正常ですで終わらせない！　子どものヘルス・スーパービジョン，pp254-255，東京医学社，東京，2017
・Greydanus DE, Omar HA：Sexuality issues and gynecologic care of adolescents with developmental disabilities. Pediatr Clin North Am 55：1315-1335, 2008
・American Academy of Pediatrics；Committee on Child Abuse and Neglect and Committee on Children With Disabilities：Assessment of Maltreatment of Children With Disabilities. Pediatrics 108：508-512, 2001
・Murphy NA, Elias ER：Sexuality of children and adolescents with developmental disabilities. Pediatrics 118：398-403, 2006
・Brunnberg E, Boström ML, Berglund M：Sexual force at sexual debut. Swedish adolescents with disabilities at higher risk than adolescents without disabilities. Child Abuse Negl 36：285-295, 2012
・ベティー・ボガホールド（著），河原まり子（絵），安藤由紀（訳）：とにかくさけんでにげるんだ―わるい人から身をまもる本，岩崎書店，東京，1999

索　引

子どものための サイコソーシャルアプローチ 〜すこやかに育つことばかけ〜

定　価	本体 2,000 円＋税
発　行	2020 年 4 月 15 日　第 1 刷発行
監　修	五十嵐　隆
著　者	秋山千枝子，小倉加恵子，阪下和美，田中恭子，山本直美
発行者	株式会社 東京医学社
	代表取締役 蒲原一夫
	〒 101-0051　東京都千代田区神田神保町 2-40-5
	編集部　TEL 03-3237-9114　販売部　TEL 03-3265-3551
	URL：https://www.tokyo-igakusha.co.jp　E-mail：info@tokyo-igakusha.co.jp
印刷・製本	広研印刷株式会社

本書に掲載する著作物の複製権・翻訳権・上映権・譲渡権・公衆送信権（送信可能化権を含む）は（株）東京医学社が保有します。
ISBN978-4-88563-718-6
乱丁，落丁などがございましたらお取り替えいたします。
正誤表を作成した場合はホームページに掲載します。